Dedicatória

Ao Eterno, a fonte de todo o saber e de toda a luz, que guia cada um dos meus passos e me dá forças para seguir em frente.

À minha esposa, pelo seu amor incondicional, paciência e companheirismo ao longo desta jornada. Você é minha fonte de inspiração diária, e sem o seu apoio e carinho, este livro não seria possível. Eu te amo.

À minha avó, que me alfabetizou com tanto amor e dedicação, e que me ensinou as lições mais valiosas da vida, tanto dentro quanto fora das páginas dos livros. É a pessoa mais sabia que conheço.

Aos meus pais, pelas experiências vividas e por terem moldado quem eu sou hoje. Suas lições de vida, os valores transmitidos e o apoio incondicional ao longo do tempo são pilares fundamentais que me guiaram em cada etapa da minha jornada. Sem a base que vocês construíram com tanto carinho e dedicação, não seria possível alcançar os objetivos e realizações que compartilho agora. Sou eternamente grato por tudo o que aprendi e por todo o amor e sabedoria que me transmitiram ao longo da vida.

Aos meus sogros, pelas oportunidades que me deram e pelo apoio que sempre demonstraram. Sou profundamente grato pelo caminho que trilhei com sua ajuda. Suas lições de vida são o alicerce de tudo o que construí

Em bendita memória de minha tia-avó Maria Luiza, que me deu a ideia de escrever livros e sempre acreditou no meu potencial. Sua visão e incentivo foram parte fundamental deste trabalho. Que o Eterno a tenha em bom lugar.

Ao Dr. Alessandro Santos, por sua incansável dedicação ao campo da psiquiatria, onde sua liderança e empatia têm sido uma fonte de inspiração para tantos. Sua orientação e apoio não apenas transformam a vida de seus pacientes, mas também iluminam o caminho para aqueles que buscam compreender e lidar com os desafios do TDAH com seus parceiros.

A sensibilidade e o comprometimento que você demonstra todos os dias nos ensinam que, com o cuidado certo, é possível encontrar harmonia e compreensão mesmo nas situações mais complexas e desafiadoras. Sua habilidade em acolher, orientar e inspirar faz toda a diferença na vida de tantas pessoas, mostrando que o caminho da compreensão e do apoio mútuo pode transformar relacionamentos e fortalecer laços.

Obrigado por sua dedicação incansável, por acreditar no poder da empatia e por nos mostrar que cada desafio pode ser superado com paciência.

E a você, querido leitor, por ter escolhido este livro cujo o qual tive o zelo de apresentar de forma a ser confortável a leitura em telas e por confiar que ele poderá trazer valor à sua jornada. Espero que as reflexões e dicas aqui contidas ajudem a fortalecer os laços no seu relacionamento, trazendo entendimento e crescimento mútuo.

Índice

Capítulo 7: Mantendo o Romance Vivo

- 7.1 Pequenos Gestos de Amor no Cotidiano
- 7.2 Superando Obstáculos Emocionais
- 7.3 Fortalecendo a Intimidade e a Conexão
- 7.4 Surpresas e Novidades: Mantendo a Chama do Romance Acesa

Capítulo 8: Depoimentos e Histórias Reais de Casais

- 8.1 Histórias Inspiradoras de Superação
  - Depoimento 1: Ana e João – Superando a Impulsividade com Comunicação Aberta
  - Depoimento 2: Paula e Ricardo – Criando um Sistema de Organização Eficaz
  - Depoimento 3: Laura e Pedro – Superando a Procrastinação com Reforços Positivos
- 8.2 Lições Aprendidas e Conselhos Práticos

Capítulo 9: O que a Neurociência Fala sobre o TDAH em Adultos

- 9.1 O Cérebro com TDAH: O Que a Ciência Revela

Capítulo 10: Dicas para Manter um Relacionamento Saudável com um Parceiro com TDAH

Capítulo 16: TDAH e Paternidade: Como Lidar com a Criação de Filhos

- 16.1 Desafios da Paternidade com TDAH
- 16.2 Neurociência da Responsabilidade Parental: Funções Executivas e Rotinas
- 16.3 Estratégias de Co-parentalidade para Facilitar a Criação dos Filhos

Capítulo 17: A Importância da Terapia de Casal no TDAH

- 17.1 Quando Procurar Ajuda Terapêutica para o Relacionamento
- 17.2 Neurociência da Terapia: Refigurando a Comunicação e Emoções
- 17.3 Benefícios da Terapia para o Crescimento do Casal

Capítulo 18: Transformando o TDAH em Oportunidade de Crescimento no Relacionamento

- 18.1 Enxergando o TDAH como uma Jornada de Aprendizado
- 18.2 Neurociência da Resiliência: Superando Obstáculos e Fortalecendo a Conexão

Lidar com um Parceiro TDAH na Vida Conjugal: Guia Prático para Relacionamentos Saudáveis

Introdução

Viver com um parceiro que tem TDAH (Transtorno de Déficit de Atenção e Hiperatividade) pode ser desafiador. Pequenas ações diárias podem se tornar fonte de tensão, e a desorganização ou impulsividade do parceiro pode parecer falta de consideração. No entanto, é essencial lembrar que o TDAH não é um defeito de caráter, mas uma condição neurológica que afeta como o cérebro processa informações, controla impulsos e responde ao ambiente. A boa notícia é que, com compreensão, empatia e estratégias certas, é possível construir um relacionamento saudável e equilibrado.

Este livro tem como objetivo fornecer a você ferramentas práticas para lidar com os desafios de viver com um parceiro que tem TDAH. A ideia é ajudar a melhorar a comunicação, compartilhar responsabilidades de forma justa, manter a conexão emocional e cultivar uma vida sexual satisfatória, superando os obstáculos que o TDAH pode trazer.

Capítulo 1: Entendendo o TDAH no Contexto Conjugal

O primeiro passo para melhorar um relacionamento com alguém que tem TDAH é entender o que esse transtorno realmente significa e como ele afeta o dia a dia de um adulto. Este capítulo explora os principais sintomas do TDAH em adultos, como esses sintomas podem impactar a vida conjugal e desmistifica ideias errôneas sobre o transtorno.

1.1 O que é TDAH?

O Transtorno do Déficit de Atenção e Hiperatividade é uma condição neurobiológica que se manifesta em três principais áreas: desatenção, impulsividade e, em alguns casos, hiperatividade. Embora o TDAH seja mais diagnosticado em crianças, muitas dessas crianças crescem e continuam com os sintomas na vida adulta. O impacto do TDAH em adultos pode variar significativamente, dependendo de fatores como genética, ambiente, estilo de vida e se a pessoa foi ou não diagnosticada e tratada corretamente.

Para entender como o TDAH afeta a vida conjugal, é importante ter em mente que o cérebro de uma pessoa com TDAH funciona de maneira diferente. Áreas do cérebro responsáveis por controle de impulsos, planejamento e gerenciamento de tempo podem ser menos ativas, o que leva a comportamentos que podem parecer desorganizados ou até egoístas, mas que na verdade são sintomas do transtorno.

1.2 Sintomas Comuns em Adultos

Os principais sintomas do TDAH em adultos incluem:

- **Desatenção:** Dificuldade em prestar atenção em tarefas rotineiras, como pagar contas ou cumprir compromissos, e a tendência de se distrair facilmente com estímulos externos.
- **Procrastinação:** Adiar tarefas repetidamente, o que pode gerar estresse no relacionamento, especialmente se o parceiro sem TDAH se sentir sobrecarregado com as responsabilidades.

- **Impulsividade:** Tomar decisões rapidamente, muitas vezes sem considerar as consequências, como fazer uma compra grande ou mudar planos sem consultar o parceiro.
- **Desorganização:** Dificuldade em manter a casa ou o trabalho organizado, o que pode criar frustração e estresse para ambos os parceiros.

Esses sintomas não são necessariamente visíveis o tempo todo, mas eles podem se tornar mais pronunciados em momentos de estresse ou quando o parceiro com TDAH está sobrecarregado. Isso pode impactar diretamente a dinâmica conjugal, levando o parceiro sem TDAH a sentir que está carregando o fardo da relação sozinho.

Exemplo Prático:
João frequentemente se esquece de pagar as contas da casa, o que leva sua parceira, Maria, a assumir essa responsabilidade. No início, Maria não se importava, mas com o tempo, ela começou a se sentir sobrecarregada. Quando entenderam que isso era um sintoma do TDAH de João, eles decidiram dividir melhor as responsabilidades financeiras, usando lembretes no celular e uma planilha compartilhada.

Dicas Práticas:

- *Utilize lembretes visuais, como post-its ou aplicativos de agenda.*
- *Defina tarefas com prazos curtos e específicos para facilitar o foco.*

Pergunta Reflexiva:

Você já percebeu que seu parceiro esquece detalhes importantes?

Como isso afeta suas expectativas sobre o relacionamento?

1.3 Impactos do TDAH no Relacionamento Amoroso

O TDAH pode afetar o relacionamento de várias maneiras:

- **Comunicação Interrompida:** Uma pessoa com TDAH pode se distrair durante conversas importantes, o que pode levar o parceiro a sentir que suas preocupações não são ouvidas ou valorizadas.

- **Falhas nas Promessas:** O parceiro com TDAH pode esquecer compromissos ou promessas, como datas importantes ou atividades familiares, criando frustração e sentimentos de abandono.
- **Sobrecarregar o Parceiro sem TDAH:** O parceiro sem TDAH muitas vezes assume mais responsabilidades na rotina doméstica e financeira, o que pode causar desequilíbrio e ressentimento.

É importante que ambos os parceiros reconheçam esses padrões e trabalhem juntos para encontrar soluções.

Dicas Práticas:

- *Estabeleça momentos de conversa para expressar frustrações de maneira calma e sem acusações.*
- *Utilize a técnica de "tempo de espera" antes de reagir emocionalmente a uma situação frustrante.*

Pergunta Reflexiva:

- *Como você expressa suas frustrações no relacionamento? Há formas mais construtivas de abordar esses momentos?*

1.4 Mitos e Verdades sobre TDAH

Muitas vezes, o TDAH é mal interpretado ou cercado de estigmas que prejudicam o relacionamento. Vamos desmistificar alguns mitos comuns:

- **Mito:** O TDAH é apenas uma "desculpa" para comportamentos irresponsáveis.
  Verdade: O TDAH é uma condição real, validada por anos de pesquisas médicas e neurológicas. As dificuldades de atenção, controle de impulsos e organização são sintomas legítimos dessa condição.
- **Mito:** O TDAH desaparece na idade adulta.
  Verdade: Embora os sintomas possam mudar ao longo da vida, muitos adultos continuam a experimentar os efeitos do TDAH, especialmente em situações estressantes.

Capítulo 2: Desafios Comuns em Relacionamentos com Parceiros TDAH

Neste capítulo, exploramos alguns dos desafios mais frequentes que surgem quando um dos parceiros tem TDAH. Embora cada casal seja único, existem alguns padrões de dificuldades que são comuns em muitos relacionamentos onde o TDAH está presente.

2.1 Desatenção e seus Impactos no Cotidiano Conjugal

Uma das características mais marcantes do TDAH é a dificuldade em manter o foco em tarefas ou conversas cotidianas. Isso pode causar problemas na vida conjugal, pois o parceiro sem TDAH pode interpretar essa falta de atenção como desinteresse ou falta de consideração.

Exemplo Prático:
Imagine que você está conversando sobre um problema importante do dia a dia e, no meio da conversa, seu parceiro começa a se distrair com o celular ou até mesmo com um som de fundo. Para quem está falando, essa distração pode ser vista como uma falta de atenção, o que gera frustração e sentimento de negligência.

Estratégia:
Uma solução prática é usar lembretes visuais ou definir momentos específicos para conversas importantes. Um ambiente sem distrações, como desligar a TV ou escolher um momento calmo do dia, pode ajudar a manter o foco.

2.2 Impulsividade e Como Isso Afeta as Decisões Conjuntas

A impulsividade é outro sintoma clássico do TDAH, que pode impactar decisões conjuntas, como finanças, planejamento familiar e até mudanças repentinas de planos. O parceiro com TDAH pode tomar decisões rápidas e sem consulta, o que pode gerar tensão.

Exemplo:
Clara decidiu comprar uma televisão nova sem consultar seu marido, André. Isso gerou um grande conflito, pois a compra não era planejada e comprometeu o orçamento da família. A impulsividade de Clara causou tensão, mas depois de uma conversa sobre seu TDAH, eles decidiram criar uma regra de discutir compras maiores antes de serem feitas.

2.3 Procrastinação e o Desequilíbrio nas Responsabilidades Domésticas

A procrastinação é um sintoma frequente do TDAH, e isso pode causar desequilíbrios no relacionamento, especialmente nas responsabilidades diárias. Tarefas como lavar a louça, pagar contas ou cuidar das crianças podem ser adiadas repetidamente, criando frustração no parceiro sem TDAH.

Exemplo Prático:
Paula e Lucas sempre discutiam sobre quem ficava responsável pelas tarefas domésticas. Lucas, que tem TDAH, frequentemente adiava suas obrigações até o último minuto, deixando Paula sobrecarregada. Eles resolveram o problema ao criar uma lista de tarefas diárias, com prazos claros para cada um.

Estratégia:
Dividir as responsabilidades em pequenas tarefas e criar um cronograma visual pode ajudar a aliviar a procrastinação. Estabelecer prazos curtos e metas realistas também pode ser eficaz.

2.4 Desorganização e Conflitos por Rotina e Tarefas

O TDAH frequentemente está associado à desorganização, tanto física quanto mental. A bagunça acumulada pode gerar conflitos, e a falta de uma rotina clara pode prejudicar a produtividade do casal. O parceiro sem TDAH pode se sentir frustrado com a desordem ou a falta de estrutura, enquanto o parceiro com TDAH pode se sentir sobrecarregado ou incapaz de manter a organização necessária. Esse desequilíbrio pode gerar tensões e discussões, uma vez que cada um tem expectativas e necessidades diferentes em relação ao ambiente e às responsabilidades.

Para lidar com isso, é importante que o casal desenvolva uma comunicação clara e empática. O parceiro sem TDAH pode precisar ajustar suas expectativas e entender que, para quem tem TDAII, a organização pode ser um desafio maior. Ao mesmo tempo, o parceiro com TDAH pode se beneficiar de estratégias específicas, como listas de tarefas, lembretes visuais e pequenas rotinas que ajudem a manter as coisas em ordem, sem gerar muita pressão.

Uma solução eficaz é dividir as responsabilidades de maneira que respeite os pontos fortes de cada parceiro. O cônjuge com TDAH pode se concentrar em tarefas que exigem criatividade ou ações mais dinâmicas, enquanto o outro pode gerenciar aspectos que demandam mais planejamento e organização. Além disso, o casal pode trabalhar junto na criação de um ambiente que facilite a rotina, minimizando distrações e implementando sistemas de organização simples e visíveis.

O mais importante é que ambos se comprometam a enfrentar esses desafios como uma equipe, com paciência e compreensão. Ao invés de focar nos problemas, é possível transformar as dificuldades em oportunidades de crescimento e colaboração, ajustando a rotina de forma flexível e adaptável às necessidades de ambos.

A desorganização é um sintoma comum do TDAH que pode causar grande frustração em uma vida compartilhada. Isso pode se manifestar de diferentes maneiras: o parceiro com TDAH pode deixar roupas espalhadas, papéis acumulados, objetos fora do lugar e perder prazos importantes. A desorganização física pode até refletir um estado de desorganização mental, onde é difícil priorizar tarefas e compromissos.

Exemplo Prático:
Marcos, que tem TDAH, tem o hábito de espalhar papéis de trabalho pela casa e deixar suas coisas fora de lugar. Sua esposa, Camila, é muito organizada e isso gera conflitos constantes. Ela sente que precisa "corrigir" a bagunça dele, o que cria ressentimento e discussões frequentes sobre quem é responsável por manter a casa em ordem.

Impacto na Rotina Conjugal

A desorganização pode atrapalhar tanto o parceiro com TDAH quanto o parceiro sem TDAH, especialmente quando se trata de manter uma rotina organizada. Compromissos podem ser esquecidos, prazos não são respeitados e a falta de uma estrutura clara pode aumentar o estresse para ambos.

Problemas Comuns:

- O parceiro com TDAH esquece compromissos importantes, como eventos familiares ou consultas médicas.
- A casa se torna caótica, o que pode criar um ambiente estressante para ambos.
- A falta de uma rotina previsível pode gerar ansiedade no parceiro sem TDAH, que pode se sentir sobrecarregado tentando manter tudo sob controle.

Estratégias para Melhorar a Organização

1. **Utilizar Ferramentas Visuais**: Calendários de parede, quadros de avisos e aplicativos de gerenciamento de tarefas podem ser ótimos aliados para ajudar o parceiro com TDAH a se organizar. Colocar as tarefas e compromissos

em um lugar visível permite que ambos saibam o que precisa ser feito e quando.

Dica Prática: Crie um "quadro de tarefas" semanal, onde as responsabilidades diárias são listadas de maneira clara e divididas de forma justa. Inclua prazos e recompensas pequenas para motivar o parceiro com TDAH a cumprir as obrigações.

2. **Simplificar o Ambiente**: Uma casa cheia de objetos pode sobrecarregar a mente de quem tem TDAH. Simplificar o ambiente doméstico, mantendo menos objetos visíveis, pode ajudar o parceiro com TDAH a manter o foco nas atividades diárias.

Dica Prática: Separe uma tarde para organizar a casa juntos. Identifique itens que podem ser descartados ou doados e crie espaços designados para objetos importantes. Isso não apenas ajuda a reduzir o estresse do dia a dia, mas também cria uma oportunidade para colaboração.

3. **Estabelecer Rotinas Simples**: A criação de rotinas diárias pode ajudar a estabelecer previsibilidade e reduzir a ansiedade. Para uma pessoa com TDAH, seguir uma rotina regular

(mesmo que flexível) pode melhorar a produtividade e reduzir os esquecimentos.

Exemplo de Rotina: Defina horários consistentes para refeições, horários de trabalho, atividades de lazer e descanso. Colocar lembretes no celular ou no relógio pode ser uma boa forma de garantir que o parceiro com TDAH siga a rotina.

4. **Criar um Espaço de Trabalho Dedicado**: Muitas pessoas com TDAH têm dificuldade em separar o ambiente de trabalho do espaço de lazer ou relaxamento. Isso pode criar uma sensação de sobrecarga, onde o caos do trabalho se mistura com o tempo pessoal.

   Dica Prática: Se possível, crie um espaço específico para o parceiro com TDAH trabalhar ou realizar tarefas importantes. Isso pode ser uma mesa em um quarto separado ou uma área organizada com todos os itens necessários. Garantir que o ambiente seja livre de distrações pode melhorar o foco.

5. **Uso de Aplicativos de Organização**: Existem muitos aplicativos desenvolvidos especificamente para ajudar pessoas com TDAH a gerenciar o tempo e as tarefas. Aplicativos

como Todoist, Trello, ou até Google Calendar podem ajudar a manter as responsabilidades organizadas.

Exemplo Prático: Luciana, que tem TDAH, começou a usar um aplicativo para lembrar de compromissos importantes e tarefas diárias. Seu marido, Pedro, também usa o mesmo aplicativo, e juntos eles podem visualizar e coordenar os compromissos da semana, reduzindo a carga emocional e a confusão sobre as responsabilidades.

Estabelecendo Expectativas Realistas

Uma das maneiras mais eficazes de lidar com os desafios da desorganização e da rotina é estabelecer expectativas realistas para ambos os parceiros. É importante que o parceiro sem TDAH não espere uma mudança radical da noite para o dia e que o parceiro com TDAH compreenda os impactos da desorganização no relacionamento.

Dica Prática: Estabeleça pequenas metas. Em vez de tentar mudar todos os comportamentos de uma vez, foque em um aspecto de cada vez. Isso pode ser desde manter a cozinha organizada até garantir que as contas sejam pagas na data correta. Cada vitória, por menor que seja, deve ser celebrada como um avanço na parceria.

Fazer Check-ins Regulares

Além das estratégias práticas, é importante fazer "check-ins" regulares para avaliar como as mudanças estão funcionando e como cada parceiro está se sentindo. Isso pode ser feito semanalmente ou quinzenalmente, em uma conversa honesta e sem julgamentos, para discutir os progressos e os desafios.

Perguntas para um Check-in:

- *Como você se sente em relação às tarefas que estamos dividindo?*
- *Há algo que eu possa fazer para ajudar você a se sentir mais organizado ou menos sobrecarregado?*
- *Como podemos ajustar nossa rotina para que ela funcione melhor para ambos?*

Esses check-ins criam um espaço para ajustes contínuos, permitindo que ambos os parceiros se sintam ouvidos e atendidos.

Dicas Práticas:

- *Evite conversas importantes em ambientes muito barulhentos ou cheios de distrações.*

- *Faça perguntas diretas para garantir que seu parceiro com TDAH esteja envolvido na conversa.*

Pergunta Reflexiva:

- *Quais mudanças você poderia implementar para tornar suas conversas mais eficazes?*

Capítulo 3: Comunicação Eficaz com um Parceiro com TDAH

A comunicação é essencial para qualquer relacionamento saudável, mas quando um dos parceiros tem TDAH, a comunicação pode ser ainda mais desafiadora. Isso ocorre porque o TDAH pode dificultar a atenção durante uma conversa, causar mal-entendidos e gerar frustrações. No entanto, com estratégias adequadas, é possível melhorar significativamente a comunicação entre o casal.

3.1 A Importância da Empatia e do Respeito Mútuo

Ter empatia significa entender que o comportamento do parceiro com TDAH não é uma escolha deliberada para frustrar ou incomodar, mas sim uma consequência de como o cérebro processa informações. Isso não significa aceitar comportamentos prejudiciais sem discussão, mas sim abordar os problemas com compreensão, em vez de crítica.

Exemplo Prático:
André frequentemente se distraía enquanto sua esposa, Renata, falava sobre o dia dela. Renata se sentia ignorada e desprezada. No entanto, após aprender mais sobre o TDAH, ela começou a entender que André se distraía facilmente, mesmo quando estava interessado na conversa. Isso ajudou a reduzir sua frustração e melhorou o diálogo entre eles.

A Comunicação não-violenta

A comunicação não-violenta é uma técnica que ajuda a expressar frustrações sem acusar o parceiro. Em vez de dizer "Você nunca presta atenção em mim", o parceiro pode dizer "Eu me sinto ignorado quando você não responde enquanto estou falando". Isso ajuda a diminuir as tensões e evita a culpabilização.

3.2 Evitando Mal-Entendidos e Frustrações

Os mal-entendidos são comuns em relacionamentos com TDAH. O parceiro com TDAH pode esquecer de responder a uma mensagem importante ou se distrair no meio de uma conversa. Isso pode levar a frustrações acumuladas no parceiro sem TDAH, que pode interpretar esse comportamento como desinteresse.

Estratégia Prática:

- **Simplificar a Comunicação**: Em vez de longas explicações, dividir as conversas em partes menores e focar nos pontos principais. Isso ajuda o parceiro com TDAH a acompanhar melhor a conversa e a manter o foco.
- **Repetir e Confirmar**: Pedir ao parceiro para repetir ou confirmar as instruções ou informações-chave pode ajudar a garantir que ambos estão na mesma página.

Estratégia para Conversas Difíceis

Quando há necessidade de discutir um assunto mais sensível, é importante escolher o momento certo. Evitar conversas complexas quando o parceiro com TDAH está cansado ou distraído pode evitar conflitos desnecessários.

Dica Prática: Agende uma "reunião de casal" em um momento calmo do dia para discutir tópicos importantes, como finanças ou decisões familiares. Ambos os parceiros devem estar preparados para a conversa, sem pressa e em um ambiente sem distrações.

3.3 Estratégias para Manter Conversas Claras e Objetivas

Manter uma comunicação eficaz com um parceiro com TDAH exige clareza e estrutura. O cérebro de uma pessoa com TDAH muitas vezes lida com sobrecarga de informações, o que pode tornar difícil absorver longas conversas ou instruções complexas. Esse processo pode gerar frustrações em ambos os parceiros, levando a desentendimentos e, em muitos casos, ao afastamento emocional.

Estratégia 1: Fragmentação da Informação

Quando for preciso discutir algo importante, como as finanças da casa ou a organização de eventos, é útil fragmentar a conversa em partes menores e mais manejáveis. Isso significa discutir uma coisa de cada vez, em vez de tentar abordar vários tópicos ao mesmo tempo.

Exemplo Prático:
Quando Carla e João precisaram planejar as férias da família, Carla ficou frustrada porque João parecia distraído durante a discussão dos detalhes. Eles resolveram dividir a conversa em partes: primeiro discutiram o orçamento, depois os destinos possíveis e, por fim, os detalhes da viagem. Isso facilitou o processo para João, que conseguiu acompanhar cada parte sem se sentir sobrecarregado.

Estratégia 2: Uso de Comunicação Escrita

Para muitos casais, a comunicação verbal pode não ser suficiente, especialmente quando o parceiro com TDAH pode se distrair ou esquecer detalhes importantes. Usar a comunicação escrita, como listas de tarefas ou mensagens de texto, pode ajudar a garantir que informações importantes sejam registradas e consultadas posteriormente.

Dica Prática:
Criar listas de tarefas ou anotações que ambos possam acessar, seja por meio de um aplicativo compartilhado, um quadro branco em casa ou até mensagens de texto com detalhes importantes.

Estratégia 3: Criação de Momentos de "Escuta Ativa"

Na comunicação de qualquer casal, e especialmente com um parceiro com TDAH, é essencial ter momentos dedicados à escuta ativa. Isso significa que, durante uma conversa, ambos os parceiros se comprometem a prestar atenção completa ao que o outro está dizendo, sem distrações externas.

Exemplo de Exercício:
Reserve 10 minutos por dia para uma "conversa focada". Durante esse tempo, ambos desligam celulares e evitam distrações, focando inteiramente na conversa. Esse exercício não só ajuda a melhorar a compreensão, mas também reforça a conexão emocional do casal.

Estratégia 4: Uso de Regras de Comunicação

Estabelecer regras de comunicação pode ser útil para evitar mal-entendidos. Por exemplo, o parceiro com TDAH pode pedir um momento para se concentrar ou sugerir pausas durante discussões mais longas. O parceiro sem TDAH também pode lembrar gentilmente quando a conversa sair do rumo.

Dicas Práticas:

- *Desenvolva estratégias de autocuidado individual e em casal, como meditação ou pausas para relaxamento.*
- *Utilize técnicas de respiração para acalmar a mente em momentos de crise.*

Pergunta Reflexiva:

Como o estresse afeta sua capacidade de lidar com as diferenças no relacionamento? O que você pode fazer para minimizar esse impacto?

Capítulo 4: Estratégias para Viver Bem com um Parceiro com TDAH

Este capítulo é dedicado a fornecer ferramentas práticas para enfrentar os desafios do dia a dia. Viver com um parceiro que tem TDAH exige adaptações para melhorar a rotina, evitar sobrecarga e criar um ambiente mais equilibrado. Aqui, exploramos várias abordagens para ajudar o casal a viver de forma mais harmoniosa, minimizando o impacto dos sintomas do TDAH.

4.1 Divisão Justa das Tarefas Domésticas

A divisão de tarefas domésticas pode ser uma grande fonte de conflito em qualquer relacionamento, mas quando um dos parceiros tem TDAH, o desafio pode ser ainda maior. O parceiro com TDAH pode ter dificuldade em lembrar ou concluir tarefas, o que gera frustração no parceiro sem TDAH, que pode acabar assumindo mais responsabilidades.

Estratégia 1: Dividir as Tarefas em Pequenas Etapas

Para muitas pessoas com TDAH, a ideia de realizar uma grande tarefa pode ser intimidante e, como resultado, ela é adiada indefinidamente. Dividir grandes tarefas em partes menores e mais gerenciáveis pode tornar o processo menos avassalador.

Exemplo Prático:

Em vez de pedir ao parceiro para "limpar a casa", divida a tarefa em etapas menores, como "lavar a louça", "varrer o chão" e "arrumar a cama". Isso facilita o processo e torna cada etapa uma meta atingível.

Estratégia 2: Criação de um Sistema de Recompensa

Criar um sistema de recompensa pode ser uma forma eficaz de incentivar o parceiro com TDAH a completar as tarefas diárias. A recompensa pode ser algo simples, como assistir a um episódio de uma série favorita ou planejar uma saída especial.

Dica Prática:
Luiza e Felipe decidiram criar um sistema de "recompensas por tarefas". A cada semana em que Felipe completasse suas tarefas no prazo, eles saíam para uma noite de cinema juntos, algo que ambos apreciavam. Isso incentivou Felipe a se organizar melhor e tornou a divisão de tarefas mais divertida.

Estratégia 3: Uso de Aplicativos e Ferramentas de Organização

Aplicativos de gerenciamento de tarefas, como Todoist, Trello ou Google Keep, podem ser extremamente úteis para casais que lidam com TDAH. Eles permitem que as responsabilidades sejam visíveis, claras e fáceis de acessar. Além disso, podem enviar lembretes automáticos, ajudando a manter o parceiro com TDAH no caminho certo.

Exemplo de Ferramenta:

Roberto e Júlia começaram a usar o Trello para organizar as tarefas da casa. Cada tarefa tinha um prazo, e ambos podiam monitorar o que já havia sido feito e o que ainda estava pendente. Isso reduziu significativamente as discussões sobre "quem deveria fazer o quê", pois tudo estava visível e acordado por ambos.

4.2 Criação de Rotinas que Funcionam para Ambos

Rotinas podem ser um grande aliado para casais que enfrentam os desafios do TDAH. Ter uma estrutura clara ajuda o parceiro com TDAH a manter-se organizado e reduz o estresse para o parceiro sem TDAH, que não precisa lembrar ou monitorar tudo.

Estratégia 1: Estabelecer uma Rotina Matinal

Ter uma rotina matinal clara pode ajudar a começar o dia de maneira organizada. Para pessoas com TDAH, um cronograma estruturado ajuda a combater a procrastinação e a falta de foco.

Exemplo Prático:
Marina, que tem TDAH, costumava sentir-se sobrecarregada todas as manhãs, sem saber por onde começar o dia. Após discutir com seu marido, eles estabeleceram uma rotina matinal: acordar, fazer um café rápido, conferir a agenda do dia e sair para o

trabalho. Isso deu a Marina mais clareza e diminuiu seu estresse.

Estratégia 2: Agendar Pausas Regulares

Um dos problemas mais comuns para quem tem TDAH é manter o foco por longos períodos. Pausas regulares entre tarefas podem ajudar a evitar distrações e aumentar a produtividade.

Dica Prática:

Usar a técnica Pomodoro pode ser uma boa solução. Essa técnica consiste em trabalhar por 25 minutos, fazer uma pausa de 5 minutos e repetir o ciclo. Após quatro "Pomodoros", é recomendada uma pausa maior de 15 a 30 minutos. Essa estrutura ajuda o parceiro com TDAH a manter-se focado e ter um tempo para relaxar entre tarefas.

4.3 Técnicas para Ajudar o Parceiro a Lidar com a Procrastinação

A procrastinação é um dos maiores desafios enfrentados por pessoas com TDAH. Muitas vezes, isso não se trata de preguiça, mas de dificuldade em iniciar tarefas que parecem difíceis ou entediantes. Aqui estão algumas técnicas para ajudar o parceiro com TDAH a superar a procrastinação.

Estratégia 1: Definir Prazos Claros e Curto Prazo

Pessoas com TDAH tendem a responder melhor a prazos de curto prazo, pois tarefas longas podem parecer opressivas. Definir prazos claros para pequenas tarefas ajuda a criar uma sensação de urgência e a combater a procrastinação.

Exemplo Prático:

Bruno, que tem TDAH, costumava adiar o pagamento das contas até o último minuto. Sua esposa, Fernanda, sugeriu que ele estabelecesse um "prazo antecipado" – ou seja, pagasse as contas 5 dias antes da data de vencimento. Eles começaram a usar um lembrete no calendário do celular e, com o tempo, Bruno conseguiu evitar as corridas de última hora.

Estratégia 2: Criar Pequenos Desafios

Transformar tarefas em desafios pode tornar a realização de tarefas mais interessante para quem tem TDAH. A natureza competitiva e divertida de completar pequenos desafios pode ser uma maneira eficaz de superar a procrastinação.

Dica Prática:

Faça uma aposta divertida: "Vamos ver quem consegue limpar o quarto mais rápido" ou "Quanto tempo você acha que leva para completar essa tarefa?" Esses pequenos desafios podem transformar a monotonia em algo mais motivador.

4.4 Como Lidar com Crises e Momentos de Estresse

Abordando crises emocionais e momentos de tensão que podem surgir em um relacionamento onde um dos parceiros tem TDAH. Vamos incluir estratégias detalhadas para ajudar os casais a enfrentar essas situações de maneira construtiva e a superar os momentos difíceis juntos.

Os relacionamentos, em geral, enfrentam desafios emocionais, mas quando um dos parceiros tem TDAH, as crises podem ser mais frequentes e intensas. Esses momentos de tensão podem ocorrer devido à frustração acumulada por parte do parceiro sem TDAH, que pode sentir que está lidando com a maior parte das responsabilidades, ou por parte do parceiro com TDAH, que pode se sentir sobrecarregado e inadequado.

Entender o que desencadeia essas crises e como gerenciá-las de maneira construtiva é crucial para manter um relacionamento saudável e equilibrado. Aqui, vamos explorar as causas dessas crises e oferecer estratégias para lidar com elas de maneira eficaz.

4.4.1 O que Pode Desencadear uma Crise?

Crises em casais onde um dos parceiros tem TDAH podem ser desencadeadas por uma variedade de fatores, como:

- **Sobrecarga Mental**: O parceiro com TDAH pode se sentir sobrecarregado com a quantidade de tarefas e responsabilidades, o que pode levar a uma crise emocional.
- **Frustração Acumulada**: O parceiro sem TDAH pode acumular frustração ao perceber que muitas das responsabilidades domésticas e familiares estão sobre seus ombros. Essa frustração, quando não expressa de maneira adequada, pode resultar em explosões emocionais.
- **Falta de Comunicação**: A falta de uma comunicação clara e eficaz pode levar a mal-entendidos que se transformam em crises de relacionamento. Muitas vezes, o parceiro com TDAH pode sentir que está sendo criticado, enquanto o parceiro sem TDAH pode sentir que está sendo ignorado.
- **Momentos de Estresse Externo**: Fatores externos, como questões financeiras, pressão no trabalho ou responsabilidades familiares

adicionais, podem intensificar as tensões no relacionamento.

4.4.2 Como Identificar os Sinais de uma Crise Iminente

Reconhecer os sinais de uma crise iminente pode ajudar o casal a agir antes que a situação saia do controle. Aqui estão alguns sinais que indicam que uma crise pode estar a caminho:

- **Fadiga Mental ou Física**: Quando o parceiro com TDAH começa a se sentir esgotado mental ou fisicamente, ele pode ficar mais irritável ou emocionalmente instável. O mesmo acontece com o parceiro sem TDAH, que pode se sentir sobrecarregado.
- **Discussões Frequentes**: Pequenas discussões se tornam mais frequentes e surgem com pouca provocação. Isso pode ser um sinal de que ambos os parceiros estão emocionalmente sobrecarregados.
- **Evasão de Conversas Importantes**: Um dos parceiros pode evitar discussões importantes por medo de desencadear um conflito. Isso só adia a crise, que pode se agravar mais tarde.

- **Dificuldade de Concentração e Produtividade**: O parceiro com TDAH pode demonstrar uma queda na produtividade e na capacidade de concentração, o que pode gerar mais estresse para o parceiro sem TDAH.

4.4.3 Estratégias para Lidar com Crises

Uma vez que os sinais de uma crise são reconhecidos, é importante ter estratégias práticas para lidar com a situação antes que ela saia do controle. Aqui estão algumas estratégias eficazes:

Estratégia 1: Técnica de "Pausa Consciente"

Quando as emoções começam a se intensificar e a discussão parece estar se transformando em um conflito maior, uma pausa consciente pode ser extremamente útil. Isso significa que ambos os parceiros reconhecem que precisam de tempo para se acalmar e refletem sobre o que está acontecendo, sem agir impulsivamente ou de maneira defensiva.

Como Funciona:

- **Passo 1**: Reconheça que a discussão está se tornando muito acalorada. Ambos os parceiros devem concordar que é hora de dar uma pausa.

- **Passo 2**: Afaste-se fisicamente do ambiente de discussão, se necessário, e dedique 15 a 30 minutos para relaxar. Isso pode significar uma caminhada, um momento de silêncio ou até ouvir música calmante.
- **Passo 3**: Após a pausa, volte à discussão com uma mentalidade mais calma e aberta. Tente reavaliar a situação e reformular as questões de maneira mais objetiva.

Estratégia 2: Comunicação Baseada em Emoções (Comunicação Não-Violenta)

A comunicação não-violenta, como mencionado em capítulos anteriores, é uma técnica que ajuda a expressar sentimentos sem culpar ou criticar o outro. Isso é particularmente útil durante momentos de crise, quando os parceiros podem estar emocionalmente à flor da pele.

Passos para Aplicar:

- **Fale dos seus sentimentos**: Em vez de acusar ou apontar o dedo, comece suas frases com "Eu sinto" em vez de "Você fez".
  - Exemplo: "Eu me sinto frustrado quando vejo que as tarefas domésticas não foram concluídas, porque isso me faz sentir sobrecarregado."

- **Reconheça a intenção do outro**: Muitas vezes, o parceiro com TDAH não tem intenção de causar frustração. Reconhecer isso pode ajudar a diminuir a tensão.
  - Exemplo: "Eu entendo que você não queria me deixar sobrecarregado, mas gostaria de discutir como podemos dividir melhor as responsabilidades."

Estratégia 3: Divisão de "Zonas de Crise"

A ideia da divisão de "zonas de crise" é simples: em momentos de crise emocional, cada parceiro é responsável por uma "zona" emocional. Isso significa que, ao invés de ambos tentarem resolver tudo de uma vez, eles dividem a crise em partes menores e cada um lida com uma parte da situação. Isso diminui o fardo emocional e permite que ambos os parceiros se concentrem em resolver o problema sem sobrecarga.

Exemplo Prático:
Imagine que vocês estão passando por uma crise financeira, o que está gerando muito estresse no relacionamento. Em vez de ambos tentarem resolver todos os aspectos da crise, o parceiro com TDAH pode ficar responsável por analisar o orçamento, enquanto o parceiro sem TDAH cuida das negociações de dívidas. Assim, a crise é dividida em

"zonas" claras, facilitando o gerenciamento da situação.

Estratégia 4: Terapia de Casal ou Aconselhamento

Em crises recorrentes, buscar ajuda profissional pode ser uma das melhores soluções. Um terapeuta pode ajudar o casal a reconhecer padrões de comportamento prejudiciais e ensinar novas maneiras de interagir. A terapia de casal pode oferecer um espaço neutro onde ambos os parceiros podem expressar suas frustrações de maneira controlada e receber orientação sobre como trabalhar juntos para superar crises.

Dica Prática:

Mesmo que o parceiro com TDAH já esteja passando por algum tipo de terapia individual, a terapia de casal pode fornecer uma perspectiva diferente e ferramentas práticas para lidar com crises específicas no relacionamento.

4.4.4 Técnicas para Reduzir o Estresse no Dia a Dia

Além de estratégias para lidar com crises, é importante que o casal adote práticas diárias para minimizar o estresse e evitar que pequenas frustrações se transformem em grandes crises. Aqui estão algumas técnicas que podem ser úteis:

Técnica 1: Meditação e Mindfulness

A prática de mindfulness pode ser incrivelmente útil para casais que enfrentam crises frequentes, especialmente quando o TDAH está envolvido. A meditação e o mindfulness ajudam a acalmar a mente, melhorar a concentração e reduzir a impulsividade.

Dica Prática:
Reserve 5 a 10 minutos todas as manhãs para praticar a meditação juntos. Isso pode ajudar a começar o dia com uma mentalidade mais tranquila e diminuir a reatividade emocional durante o dia.

Técnica 2: Atividades Físicas Regulares

O exercício físico é uma excelente maneira de liberar o estresse acumulado e melhorar o humor. Estudos mostram que o exercício pode aumentar a produção de endorfinas, que ajudam a melhorar o bem-estar e a reduzir os níveis de ansiedade.

Exemplo Prático:
Fernando e Juliana começaram a caminhar juntos todas as manhãs por 20 minutos. Isso não só ajudou ambos a reduzir o estresse, mas também proporcionou

um momento de conexão emocional antes do início do dia de trabalho.

Técnica 3: Reconhecimento e Celebração de Pequenas Vitórias

Muitas crises são desencadeadas quando ambos os parceiros se concentram apenas nas falhas ou nos desafios. Reconhecer e celebrar pequenas conquistas diárias ajuda a cultivar uma mentalidade mais positiva e reforça a cooperação dentro do relacionamento.

Exemplo Prático:
Se o parceiro com TDAH conseguiu completar uma tarefa doméstica ou um projeto importante no trabalho, celebre esse progresso. Pode ser um elogio, um gesto de carinho ou até mesmo uma pequena comemoração. Isso reforça o comportamento positivo e reduz a pressão emocional.

Conclusão do Capítulo

As crises e os momentos de estresse são normais em qualquer relacionamento, mas quando um dos parceiros tem TDAH, esses momentos podem ser mais frequentes ou intensos. No entanto, com as estratégias certas, é possível enfrentar essas crises de forma construtiva, fortalecendo o relacionamento em vez de permitir que o estresse crie uma barreira entre os parceiros. As pausas conscientes, a comunicação não-violenta, as divisões de responsabilidades e o apoio profissional são ferramentas valiosas que podem ajudar os casais a superar os momentos mais difíceis juntos.

Dicas Práticas:

- *Desenvolva estratégias de autocuidado individual e em casal, como meditação ou pausas para relaxamento.*
- *Utilize técnicas de respiração para acalmar a mente em momentos de crise.*

Pergunta Reflexiva:

Como o estresse afeta sua capacidade de lidar com as diferenças no relacionamento? O que você pode fazer para minimizar esse impacto?

Capítulo 5: Vida Sexual e Intimidade com um Parceiro TDAH

A intimidade é uma parte essencial de qualquer relacionamento amoroso, e quando um dos parceiros tem TDAH, os desafios podem ir além das tarefas diárias e da comunicação. A vida sexual e a conexão emocional também podem ser afetadas por sintomas como distração, impulsividade, procrastinação e mudanças de humor. Este capítulo explora como o TDAH pode impactar a intimidade do casal e oferece estratégias práticas para manter a conexão física e emocional.

5.1 Como o TDAH Afeta o Desejo e a Intimidade

O TDAH pode afetar a vida sexual de várias maneiras, principalmente por causa das oscilações de atenção e da impulsividade características do transtorno. Esses fatores podem influenciar o desejo sexual, a capacidade de manter a atenção durante o sexo e até a forma como o casal se comunica sobre suas necessidades sexuais.

Oscilações no Desejo Sexual

Pessoas com TDAH podem experimentar flutuações significativas no desejo sexual. Em alguns momentos, podem sentir uma alta libido, resultado da impulsividade e da busca por estímulos. Em outros momentos, especialmente quando estão sobrecarregadas ou distraídas, podem perder o interesse sexual, o que pode deixar o parceiro sem TDAH confuso ou até magoado.

Exemplo Prático:
Renato e Amanda perceberam que a libido de Renato, que tem TDAH, variava muito. Em alguns dias, ele estava muito interessado, mas em outros parecia não demonstrar nenhum desejo. Amanda, que não tem TDAH, inicialmente se sentiu rejeitada, mas depois de conversarem sobre como o TDAH influencia o desejo de Renato, eles aprenderam a gerenciar essas variações de forma mais empática.

Dica Prática:
Reconheça que essas variações são normais para muitos casais que lidam com TDAH. Em vez de interpretar a falta de desejo como uma rejeição pessoal, procure entender os fatores que podem estar influenciando o estado emocional e mental do parceiro com TDAH naquele momento.

Dificuldades com a Presença no Momento

Durante o sexo, a distração pode ser um problema significativo para o parceiro com TDAH. Como o TDAH afeta a capacidade de foco, o parceiro com TDAH pode se desconcentrar facilmente, pensando em tarefas não concluídas, ouvindo sons externos ou se distraindo com estímulos visuais. Isso pode resultar em uma desconexão durante o ato sexual, o que pode prejudicar a intimidade e causar frustrações no parceiro sem TDAH.

Exemplo Prático:
Laura e Thiago costumavam ter momentos íntimos frustrantes. Durante o sexo, Thiago se distraía frequentemente com sons no ambiente ou com pensamentos aleatórios, o que fazia Laura sentir que ele não estava realmente presente. Após conversarem, eles entenderam que isso fazia parte dos sintomas de TDAH e encontraram formas de minimizar as distrações durante os momentos íntimos.

Dica Prática:
Criar um ambiente tranquilo e sem distrações pode ajudar o parceiro com TDAH a se concentrar melhor durante o sexo. Desligue aparelhos eletrônicos, reduza luzes fortes e elimine ruídos. Além disso, técnicas de mindfulness podem ajudar o parceiro com TDAH a se concentrar mais nas sensações físicas e no momento presente.

5.2 Dificuldades Sexuais Comuns em Casais com TDAH

As dificuldades sexuais em casais onde um dos parceiros tem TDAH podem ser amplas. Essas dificuldades vão desde a desconexão emocional durante o ato sexual até a impulsividade que pode afetar a maneira como o casal se relaciona na cama. Vamos explorar algumas das dificuldades mais comuns e como enfrentá-las.

Distração Durante o Sexo

Como mencionado, a distração é uma característica comum do TDAH, e durante o sexo, isso pode gerar frustração em ambos os parceiros. A pessoa com TDAH pode se distrair facilmente, o que pode fazer com que o parceiro sem TDAH sinta que o momento íntimo não está sendo valorizado.

Dica Prática:
Além de minimizar distrações no ambiente, o casal pode tentar práticas que ajudem a manter o foco, como falar suavemente durante o ato ou usar gestos de toque que ajudem o parceiro com TDAH a permanecer presente.

Exemplo Prático:
Cláudio e Daniela começaram a usar uma abordagem mais interativa durante o sexo, com conversas suaves e orientações sobre o que estava funcionando ou o que precisava de mais atenção. Isso ajudou Cláudio, que tem TDAH, a manter-se mais focado e envolvido, melhorando a conexão do casal.

Impulsividade e Expectativas Desalinhadas

A impulsividade, uma característica central do TDAH, também pode se manifestar na vida sexual do casal. O parceiro com TDAH pode querer mudar rapidamente a dinâmica do sexo, pulando de uma atividade para outra, o que pode deixar o parceiro sem TDAH sentindo-se desorientado ou insatisfeito.

Dica Prática:
Uma maneira de enfrentar esse desafio é conversar antes sobre as expectativas e desejos de ambos para o momento íntimo. Estabelecer uma comunicação aberta sobre o que cada um gosta pode evitar frustrações.

Exemplo Prático:
Fábio e Carol decidiram conversar abertamente sobre suas preferências e expectativas sexuais antes de iniciarem a relação sexual. Isso ajudou Fábio, que tem TDAH, a entender melhor o ritmo e as necessidades

de Carol, enquanto ela pôde expressar o que esperava sem se sentir pressionada.

Oscilações de Interesse Sexual e Intimidade

Como o TDAH pode impactar o humor e o foco, as oscilações de interesse sexual são comuns. Em alguns momentos, o parceiro com TDAH pode estar entusiasmado e com alta libido, mas em outros, pode não ter interesse nenhum, o que pode gerar um desequilíbrio na vida sexual do casal.

Dica Prática:
Uma maneira de lidar com essas oscilações é não pressionar o parceiro a ter relações sexuais em momentos em que ele esteja claramente distraído ou sobrecarregado. Criar um ambiente de intimidade emocional, com conversas afetuosas e gestos de carinho, pode ajudar a reconectar os parceiros.

5.3 Desvio de Atenção Causado por Sons e Ruídos

Um dos maiores desafios para casais em que um dos parceiros tem TDAH é o desvio de atenção causado por sons e ruídos externos durante o sexo. A sensibilidade a estímulos externos é muito alta em pessoas com TDAH, o que pode resultar em distrações frequentes.

Por que Isso Acontece?

O TDAH afeta a forma como o cérebro filtra os estímulos sensoriais. Muitas vezes, a pessoa com TDAH não consegue "desligar" sons de fundo ou estímulos visuais enquanto tenta se concentrar em outra coisa. Isso significa que durante o sexo, o barulho de um carro na rua ou o som de um ventilador pode facilmente desviar a atenção.

Estratégias para Minimizar Distrações Sonoras

1. **Criar um Ambiente Sensorial Favorável**: É essencial criar um ambiente adequado para a intimidade. Para minimizar distrações, o casal pode:
   - Desligar eletrônicos, como a televisão ou o celular, que podem emitir sons repentinos.
   - Fechar janelas ou portas para isolar o som de fora.
   - Usar música suave ou sons brancos (como o som de chuva) para abafar outros ruídos.
2. **Mindfulness Durante o Sexo**: Praticar mindfulness pode ajudar o parceiro com TDAH a se concentrar nas sensações do

momento, em vez de se distrair com o ambiente. Envolver-se conscientemente nas sensações físicas pode ajudar a redirecionar o foco.

3. **Uso de Tampões de Ouvido ou Máscaras de Dormir**:
   Para casais que lidam com distrações visuais e auditivas constantes, tampões de ouvido ou máscaras de dormir podem ser uma solução temporária. Isso pode ajudar a bloquear estímulos externos e melhorar a concentração durante o sexo.

Exemplo Prático:
Clara, que tem TDAH, frequentemente se distraía com o som do ventilador durante os momentos íntimos. Seu parceiro, Marcos, sugeriu que eles experimentassem tocar uma playlist de músicas suaves e desligar o ventilador. Isso ajudou Clara a manter o foco e melhorou significativamente a conexão íntima entre os dois.

5.4 Melhorando a Conexão Sexual

A conexão sexual vai além do ato físico; envolve também uma conexão emocional e uma compreensão mútua das necessidades e desejos de cada parceiro. Para casais em que um dos parceiros tem TDAH, essa conexão pode ser desafiada por fatores como distração, impulsividade e dificuldades de comunicação. Aqui estão algumas estratégias para melhorar essa conexão.

Estratégia 1: Comunicação Aberta Sobre Desejos e Limites

A conexão sexual é um reflexo da intimidade emocional e física que o casal compartilha. Em casais onde um dos parceiros tem TDAH, manter essa conexão pode exigir mais esforço, paciência e comunicação do que o habitual, devido às oscilações no desejo sexual, à distração durante o sexo e à impulsividade. Vamos explorar estratégias mais detalhadas para fortalecer essa conexão.

Estratégia 1: Comunicação Aberta Sobre Desejos e Limites

Uma das chaves para uma vida sexual saudável e satisfatória, especialmente em relacionamentos onde um dos parceiros tem TDAH, é a comunicação aberta sobre os desejos e os limites de cada um. Muitas vezes, o parceiro sem TDAH pode se sentir desconectado ou frustrado por não entender o que está acontecendo na mente do parceiro com TDAH durante os momentos íntimos. O diálogo honesto e respeitoso ajuda a reduzir essas frustrações.

Como Ter Conversas Abertas e Eficazes

- **Escolha o Momento Certo**: Falar sobre questões relacionadas à vida sexual pode ser delicado, por isso é importante escolher o momento certo para ter essa conversa. Evite falar sobre isso logo após uma crise ou discussão. Em vez disso, escolha um momento de calma, onde ambos possam se expressar sem pressa ou distrações.
- **Foque em "Eu sinto" em vez de "Você faz"**: Ao expressar scus desejos ou limites, use uma linguagem que descreva seus sentimentos sem colocar a culpa no parceiro. Por exemplo, "Eu me sinto desconectado quando não conversamos sobre o que gostamos" é muito mais produtivo do que "Você nunca me escuta sobre o que eu quero".
- **Pergunte sobre o que o outro gosta**: Perguntar sobre as preferências e os desejos do seu parceiro com TDAH é uma maneira de garantir que ambos estejam confortáveis e satisfeitos na relação sexual. Muitas vezes, o parceiro com TDAH pode não se sentir à vontade para expressar suas necessidades, mas abrir esse espaço pode melhorar a confiança e a intimidade.

Exemplo Prático:

Juliana, que não tem TDAH, sentia que seu marido, Paulo, se distraía durante o sexo e não entendia o porquê. Eles decidiram conversar calmamente sobre isso em um momento sem pressão. Paulo explicou que, muitas vezes, a televisão ligada no quarto o distraía, e eles concordaram em desligar os aparelhos antes de qualquer momento íntimo.

Estratégia 2: Explorar Novas Formas de Intimidade

Para casais em que um dos parceiros tem TDAH, é importante explorar novas formas de intimidade, que vão além do sexo em si. A intimidade emocional e o carinho físico desempenham um papel vital na construção de uma conexão mais profunda, especialmente em momentos em que o parceiro com TDAH está distraído ou sobrecarregado.

Formas Alternativas de Intimidade

- **Toques de Afeto Diários**: Gestos simples como abraços, beijos e toques nas mãos podem ajudar a fortalecer a conexão emocional e física do casal. Esses pequenos gestos cotidianos mantêm o vínculo próximo, mesmo quando o desejo sexual pode não estar no auge.

- **Massagens ou Banhos Juntos**: Atividades como dar uma massagem relaxante no parceiro ou tomar um banho juntos podem proporcionar momentos de intimidade física sem a pressão do sexo. Para o parceiro com TDAH, esses momentos podem ser calmantes, ajudando a aliviar o estresse ou a distração.
- **Rituais de Carinho**: Estabelecer rituais diários de carinho, como deitar juntos para assistir a um filme, conversar sobre o dia ou preparar o café da manhã, cria uma rotina de intimidade que mantém a chama acesa no relacionamento, mesmo quando o sexo não é frequente.

Exemplo Prático:

André e Beatriz, casados há 12 anos, passaram por uma fase em que Beatriz, que tem TDAH, estava muito distraída e sobrecarregada com o trabalho, o que afetava sua libido. Em vez de pressionar Beatriz para ter relações sexuais, André começou a preparar o jantar juntos e fazer massagens nos pés dela à noite. Isso ajudou Beatriz a relaxar, e o casal encontrou novas formas de se conectar emocionalmente e fisicamente.

Estratégia 3: Combater a Impulsividade Sexual

A impulsividade sexual é uma característica comum para algumas pessoas com TDAH. Elas podem ter dificuldade em regular seus impulsos, o que pode levar a mudanças repentinas de humor e de desejo sexual, sem que o parceiro esteja preparado para isso. Isso pode ser frustrante para o parceiro sem TDAH, que pode sentir que o sexo acontece de maneira descoordenada ou imprevisível.

Como Lidar com a Impulsividade Sexual

- **Estabelecer Limites Claros**: Conversar abertamente sobre os limites de cada um em relação ao sexo é fundamental. O parceiro sem TDAH pode sentir a necessidade de um "aquecimento" emocional antes do sexo, enquanto o parceiro com TDAH pode querer pular diretamente para o ato sexual. Ao estabelecer esses limites, ambos podem criar um equilíbrio.
- **Criar Momentos de Conexão**: Para evitar que o sexo pareça impulsivo ou desconexo, é importante criar momentos de conexão antes do ato sexual. Isso pode incluir toques suaves, beijos e uma conversa íntima antes de iniciar qualquer atividade sexual, para que ambos se sintam envolvidos e conectados.
- **Técnicas de Controle da Impulsividade**: O parceiro com TDAH pode aprender técnicas de autocontrole para não agir impulsivamente

durante o sexo. Isso pode incluir fazer pausas, focar na respiração ou criar um "ritual" de entrada no momento íntimo, o que ajuda a estabelecer uma conexão mais profunda antes do sexo.

Exemplo Prático:
Fabiana frequentemente queria sexo de forma muito rápida, sem qualquer preliminar, o que deixava seu marido, João, confuso e frustrado. Eles decidiram criar uma nova abordagem, onde antes de qualquer interação sexual, passavam pelo menos 10 minutos juntos trocando carícias e conversando. Isso ajudou a desacelerar o ritmo e melhorar a experiência sexual para ambos.

Estratégia 4: Usar a Criatividade para Reacender o Desejo

Muitas vezes, em relacionamentos onde o TDAH está presente, o casal pode cair em uma rotina que diminui a excitação e a vontade de estar junto intimamente. A monotonia pode afetar qualquer casal, mas para quem tem TDAH, a falta de novidade e estímulo pode ser ainda mais problemática. Por isso, usar a criatividade para introduzir novas atividades ou abordagens pode ser essencial para reacender a chama.

Sugestões Criativas para Melhorar a Intimidade

- **Experimentar Novos Locais e Atividades**: Sair da rotina, mudando o local onde o casal tem momentos íntimos ou introduzindo novas atividades, pode ajudar a combater a sensação de monotonia. Experimentar ambientes diferentes (como um quarto de hotel ou um banho de banheira) pode renovar a sensação de novidade.
- **Jogar Jogos de Casal**: Jogos de intimidade, como "cartas de perguntas" ou "desafios de casal", podem ajudar a descobrir novas preferências e fortalecer a conexão emocional antes do ato sexual. Esses jogos criam uma atmosfera de diversão e expectativa, o que pode ajudar o parceiro com TDAH a manter o foco.
- **Estabelecer "Noites de Encontro"**: Mesmo casais de longa data podem se beneficiar de noites dedicadas a encontros. Estabelecer uma noite por semana ou mês para saírem juntos, como se estivessem namorando novamente, pode revitalizar o desejo e a intimidade. Planejar atividades juntos também pode aumentar a conexão emocional, facilitando a conexão física.

Exemplo Prático:
Marina e Paulo, após perceberem que sua vida sexual havia se tornado previsível e entediante, decidiram

introduzir algumas "surpresas" em suas noites de intimidade. Eles compraram um conjunto de cartas com desafios e perguntas para casais, e começaram a usá-las antes de cada encontro íntimo. Isso adicionou uma nova camada de curiosidade e expectativa ao relacionamento, melhorando a experiência para ambos.

Estratégia 5: Técnicas de Mindfulness para Melhorar a Conexão Física

Mindfulness é a prática de estar presente no momento, com plena atenção e consciência. Para pessoas com TDAH, que podem se distrair facilmente durante o sexo, a prática de mindfulness pode ser uma maneira poderosa de aumentar a conexão física e emocional. Ao focar nas sensações do corpo e nas emoções do momento, o parceiro com TDAH pode superar as distrações e se envolver mais profundamente na intimidade.

Como Aplicar o Mindfulness na Vida Sexual

- **Foco nas Sensações**: Em vez de permitir que a mente vagueie

Mindfulness, que significa estar plenamente presente no momento, pode ser uma ferramenta muito poderosa para casais em que um dos parceiros tem

TDAH. Frequentemente, as distrações e a mente inquieta do TDAH podem impedir que o parceiro esteja verdadeiramente envolvido na experiência sexual, o que pode gerar frustração e desconexão no casal. A prática de mindfulness durante o sexo ajuda a focar nas sensações do corpo, nas emoções do momento e na conexão com o parceiro.

Como Aplicar Mindfulness na Vida Sexual

- **Foco nas Sensações Físicas**:
  Durante o sexo, o parceiro com TDAH pode se distrair facilmente com pensamentos aleatórios ou estímulos externos. Uma maneira de combater isso é conscientemente trazer a atenção de volta para as sensações físicas. Isso pode incluir concentrar-se na respiração, na sensação do toque ou no ritmo do corpo. Ao manter o foco no presente, as distrações se tornam menos dominantes.

  Exemplo Prático:
  Carla, que tem TDAH, muitas vezes se via perdida em pensamentos durante o sexo com seu parceiro, Lucas. Para lidar com isso, eles começaram a praticar uma técnica de mindfulness simples: sempre que Carla se distraía, ela se concentrava novamente na respiração ou na sensação do toque de Lucas.

Isso ajudou a manter o foco e aumentou a qualidade da experiência sexual.

- **A Respiração Consciente**:
A respiração desempenha um papel fundamental no mindfulness. Ensinar o parceiro com TDAH a usar a respiração como uma âncora durante o sexo pode ajudar a controlar a impulsividade e a dispersão mental. Concentre-se em inalar e exalar lentamente, o que ajuda a manter a calma e a concentração durante o ato sexual.

Exercício de Respiração:
O casal pode tentar sincronizar a respiração durante o sexo. Respirar profundamente juntos, no mesmo ritmo, ajuda a estabelecer uma conexão física e emocional mais profunda e mantém ambos focados no momento presente.

- **Explorar o Ritmo e o Tempo**:
Muitas vezes, o TDAH pode trazer impulsividade para o sexo, fazendo com que a relação se torne rápida e apressada, o que pode deixar o parceiro sem TDAH insatisfeito. O mindfulness ajuda a desacelerar e a aproveitar o ritmo do momento. Focar na lentidão, nas pausas e nas pequenas variações de toque e ritmo pode fazer uma grande diferença.

Exemplo Prático:
João, que tem TDAH, tendia a ser impulsivo durante o sexo, o que fazia com que a experiência terminasse muito rápido. Sua parceira, Maria, sugeriu que eles tentassem desacelerar e prestar mais atenção às sensações corporais. Eles começaram a usar pausas conscientes, onde apenas se abraçavam ou se tocavam sem pressa, e isso transformou a experiência de ambos.

Estratégia 6: Criar um Ambiente Favorável para a Intimidade

O ambiente pode ter um grande impacto na qualidade da experiência sexual, especialmente quando um dos parceiros tem TDAH e é sensível a distrações externas. Sons, luzes e estímulos visuais podem facilmente tirar a concentração do parceiro com TDAH. Por isso, é fundamental criar um espaço onde ambos possam se sentir conectados, seguros e presentes.

Dicas para Criar um Ambiente Adequado

- **Diminuir as Luzes**:
  Luzes muito fortes podem estimular demais a pessoa com TDAH, fazendo com que a mente fique sobrecarregada com os detalhes do

ambiente. Diminuir a intensidade das luzes, usando luzes mais suaves ou velas, pode ajudar a criar um ambiente mais relaxante e íntimo.

- **Elimine Fontes de Distração**:
Desligue aparelhos eletrônicos, como a televisão, rádio ou celular. Sons inesperados ou ruídos constantes podem facilmente distrair o parceiro com TDAH, então criar um espaço silencioso ou com música suave é uma maneira eficaz de manter o foco durante o sexo.

Exemplo Prático:
Lucas e Mariana perceberam que a TV no quarto era uma fonte constante de distração para Lucas, que tem TDAH. Eles decidiram desligar todos os aparelhos e colocar música instrumental de fundo, o que ajudou a criar uma atmosfera mais envolvente e melhorou a concentração de Lucas nos momentos íntimos.

- **Use Aromas Calmantes**:
Aromas podem ter um efeito relaxante e ajudar a criar um ambiente propício para a intimidade. O uso de velas aromáticas ou óleos essenciais de lavanda, camomila ou ylang-ylang pode ajudar o parceiro com TDAH a relaxar e se concentrar melhor.

- **Mantenha o Espaço Organizado**:
  A desorganização física do espaço pode
  contribuir para a distração mental de uma
  pessoa com TDAH. Manter o quarto limpo e
  organizado pode ajudar a reduzir a sensação de
  sobrecarga sensorial. Um ambiente minimalista,
  sem muitos objetos ou bagunça à vista, pode
  ajudar a manter a calma e a atenção durante o
  sexo.

Dica Prática:
Para muitos casais, preparar o ambiente para a
intimidade se torna parte do ritual. Isso pode incluir
arrumar o quarto, acender velas e escolher uma
playlist relaxante antes de começarem a se envolver
sexualmente. Esse processo ajuda a sinalizar ao
cérebro que é hora de relaxar e focar.

Estratégia 7: Respeitar o Tempo e o Espaço Pessoais

Para casais em que um dos parceiros tem TDAH, é
importante reconhecer que, em alguns dias, o parceiro
com TDAH pode estar mais distraído ou
sobrecarregado, e forçar uma interação íntima nesses
momentos pode ser contraproducente. Respeitar o

tempo e o espaço pessoais de cada um é essencial
para evitar sentimentos de frustração ou rejeição.

Entendendo os Ciclos de Energia e Atenção

Pessoas com TDAH muitas vezes passam por ciclos
de energia e atenção que variam ao longo do dia ou
da semana. Em certos momentos, podem estar cheias
de energia e prontas para se conectar emocional e
fisicamente; em outros momentos, podem estar
esgotadas ou incapazes de se concentrar.

- **Escolha o Momento Certo**:
  Reconheça que, em alguns momentos, o
  parceiro com TDAH pode não estar emocional
  ou fisicamente disponível para o sexo, e isso
  não deve ser visto como uma rejeição pessoal.
  Conversar sobre quais momentos do dia ou da
  semana funcionam melhor para ambos pode
  ajudar a alinhar as expectativas.
- **Respeitar o Espaço Individual**:
  Em alguns dias, o parceiro com TDAH pode
  precisar de mais tempo sozinho para reorganizar
  seus pensamentos ou lidar com o estresse.
  Respeitar esses momentos, sem pressão ou
  cobrança, pode fortalecer a conexão a longo
  prazo.

Exemplo Prático:
Patrícia, que tem TDAH, passava por dias em que se sentia tão mentalmente sobrecarregada que não conseguia se concentrar em atividades íntimas com seu parceiro, Rodrigo. Depois de várias conversas, eles decidiram estabelecer dias específicos para se conectarem mais intimamente, e Patrícia sentiu-se menos pressionada e mais capaz de aproveitar os momentos juntos.

Construindo Intimidade Fora do Quarto

A vida sexual do casal é fortemente influenciada pela qualidade da intimidade emocional fora do quarto. Para casais que enfrentam os desafios do TDAH, fortalecer a intimidade emocional no dia a dia ajuda a criar uma base sólida para a conexão física.

- **Cumplicidade e Companheirismo**:
  A intimidade física muitas vezes é um reflexo do companheirismo e da cumplicidade construídos fora do quarto. Conversas significativas, apoio mútuo e momentos de diversão juntos criam um ambiente de confiança e abertura, que facilita a intimidade sexual.
- **Celebrar as Pequenas Conquistas**:
  Especialmente em um relacionamento onde o TDAH é um fator, é importante celebrar as pequenas vitórias diárias. Isso pode incluir

desde completar uma tarefa doméstica juntos até apoiar o parceiro em um projeto importante. Essas pequenas celebrações ajudam a fortalecer a conexão e o respeito mútuo.

Dica Prática:

Criar uma rotina de "noites de encontro" regulares, onde o casal tira um tempo para si, pode ser uma excelente maneira de fortalecer a intimidade emocional. Isso não precisa ser algo elaborado – um jantar em casa, um passeio no parque ou até assistir a um filme juntos pode ajudar a manter a conexão.

Conclusão do Capítulo 5

A vida sexual e a intimidade em um relacionamento onde um dos parceiros tem TDAH exigem paciência, compreensão e adaptação. No entanto, com as estratégias certas, é possível superar os desafios e construir uma conexão íntima saudável e satisfatória. Seja por meio de práticas de mindfulness, exploração de novas formas de intimidade ou a criação de um ambiente propício, o casal pode encontrar maneiras de manter e fortalecer o vínculo emocional e físico, apesar dos desafios trazidos pelo TDAH.

Ao longo deste capítulo, exploramos como a comunicação aberta, a atenção ao ambiente e o respeito pelos ciclos de energia do parceiro com TDAH podem fazer toda a diferença na qualidade da vida sexual e emocional. As distrações, impulsividade e variações de humor podem ser desafiadoras, mas são superáveis com empatia, diálogo e criatividade.

Dicas Práticas:

- *Crie um ambiente calmo e livre de distrações durante momentos íntimos.*
- *Estabeleça sinais ou comunicações não verbais para indicar quando a distração está atrapalhando a conexão.*

Pergunta Reflexiva:

- *Como você pode ajudar seu parceiro a focar melhor durante momentos íntimos?*

Capítulo 6: Tratamento e Terapias: Caminhos para uma Vida Conjugal Mais Saudável

Viver com um parceiro que tem TDAH pode ser desafiador, mas com os tratamentos adequados, é possível minimizar os impactos negativos do transtorno e melhorar a qualidade de vida do casal. Existem diferentes abordagens de tratamento que podem ajudar o parceiro com TDAH a gerenciar seus sintomas, desde medicamentos até terapias comportamentais, além de técnicas voltadas para o casal, como a terapia de casal e o coaching específico para TDAH.

Neste capítulo, vamos explorar as principais opções de tratamento e como elas podem impactar positivamente a dinâmica conjugal, ajudando o casal a encontrar um caminho mais saudável e equilibrado.

6.1 Medicamentos Psicoestimulantes e Seu Impacto no Relacionamento

Uma das abordagens mais comuns para o tratamento do TDAH é o uso de medicamentos psicoestimulantes, como o metilfenidato (Ritalina) e as anfetaminas (Adderall). Esses medicamentos ajudam a aumentar os níveis de dopamina e norepinefrina no cérebro, substâncias que desempenham um papel importante no foco, na atenção e no controle de impulsos. Para muitos adultos com TDAH, os medicamentos podem fazer uma diferença significativa na capacidade de gerenciar o dia a dia.

Como os Medicamentos Funcionam

Os psicoestimulantes atuam diretamente nas áreas do cérebro responsáveis pela regulação da atenção e do comportamento impulsivo. Eles ajudam a melhorar o controle sobre os pensamentos, a atenção e as respostas impulsivas, o que pode facilitar a organização, o foco em tarefas e a capacidade de seguir rotinas.

Exemplo Prático:
Lucas, que tem TDAH, costumava ter muita dificuldade em manter a concentração no trabalho e em casa, o que gerava conflitos com sua esposa, Mariana. Depois de consultar um médico e começar a usar o medicamento prescrito, Lucas percebeu que sua capacidade de foco melhorou e ele se sentiu mais

no controle das suas tarefas. Mariana também notou a diferença, especialmente na sua habilidade de cumprir compromissos e se concentrar nas conversas.

Impactos Positivos dos Medicamentos no Relacionamento

- **Melhora na Comunicação**: Com o aumento da capacidade de foco e a redução das distrações, muitos parceiros com TDAH relatam uma melhora significativa na comunicação com o parceiro. Eles conseguem ouvir com mais atenção e participar ativamente das conversas.
- **Redução da Impulsividade**: O controle impulsivo é outro aspecto que os medicamentos podem ajudar a regular. Com menos impulsividade, há menos conflitos decorrentes de decisões precipitadas ou comportamentos descontrolados.
- **Mais Organização e Produtividade**: Muitos casais relatam que o parceiro com TDAH consegue se organizar melhor e cumprir suas responsabilidades diárias de forma mais eficiente, o que reduz o estresse e a sensação de sobrecarga no relacionamento.

Possíveis Desafios e Efeitos Colaterais

Embora os medicamentos possam trazer benefícios significativos, também é importante estar ciente de possíveis efeitos colaterais, que podem incluir:

- **Perda de Apetite**: Algumas pessoas experimentam uma diminuição no apetite, o que pode levar a perda de peso ou problemas relacionados à nutrição.
- **Alterações de Humor**: Em alguns casos, os medicamentos podem causar irritabilidade ou alterações de humor, o que pode impactar o relacionamento.
- **Insônia**: O uso de psicoestimulantes pode dificultar o sono, especialmente se tomados muito tarde no dia.

Dica Prática:
É importante que o casal converse abertamente sobre os efeitos dos medicamentos. O parceiro sem TDAH deve observar mudanças comportamentais e, caso surjam problemas, o casal pode discutir ajustes na medicação com o médico responsável.

Acompanhamento Médico Regular

Os medicamentos não são uma solução única e definitiva para o TDAH. Eles precisam ser ajustados ao longo do tempo, com o acompanhamento regular de um médico especializado. A dose certa para cada pessoa pode variar e, em alguns casos, a combinação com outros tipos de tratamento, como a terapia cognitivo-comportamental, pode ser o mais eficaz.

Dica Prática:
Estabeleça consultas médicas regulares para avaliar como o medicamento está funcionando e faça ajustes, se necessário. A medicação pode melhorar muito a convivência no relacionamento, mas é essencial acompanhar qualquer efeito colateral ou mudança de comportamento.

6.2 Terapia Cognitivo-Comportamental (TCC) e Seus Benefícios

A terapia cognitivo-comportamental (TCC) é uma das formas mais eficazes de tratamento para adultos com TDAH. Essa abordagem terapêutica visa ajudar a pessoa a identificar padrões de pensamento e comportamento negativos, substituindo-os por estratégias mais saudáveis e adaptativas. Para o casal, a TCC pode ser especialmente útil, pois ajuda o parceiro com TDAH a desenvolver ferramentas práticas para gerenciar os sintomas e melhorar a comunicação.

Como a TCC Funciona no Tratamento do TDAH

Na TCC, o foco está em ensinar habilidades práticas para lidar com os sintomas do TDAH. A terapia geralmente inclui o desenvolvimento de estratégias para organizar tarefas, melhorar a capacidade de seguir rotinas, estabelecer metas e gerenciar o tempo de forma mais eficaz. A TCC também aborda o controle das emoções, ajudando a reduzir a impulsividade e melhorar o autocontrole.

Exemplo Prático:
Rafaela, que tem TDAH, frequentemente procrastinava suas responsabilidades no trabalho e em casa, o que gerava muita ansiedade e conflitos com seu marido, Paulo. Após iniciar a TCC, Rafaela aprendeu a quebrar grandes tarefas em partes menores e a usar listas para organizar suas obrigações. Isso não só melhorou sua produtividade, mas também reduziu o estresse no relacionamento, já que Paulo não precisava mais constantemente lembrar Rafaela de suas responsabilidades.

Benefícios da TCC para o Relacionamento

- **Desenvolvimento de Rotinas Eficazes**: A TCC ajuda a pessoa com TDAH a estabelecer rotinas claras e previsíveis, o que pode melhorar a convivência do casal, reduzindo o caos no dia a dia.

- **Redução da Impulsividade**: A TCC ensina técnicas de autocontrole que ajudam a pessoa a parar e pensar antes de agir impulsivamente. Isso pode prevenir conflitos relacionados a decisões precipitadas.
- **Melhora no Controle Emocional**: Muitas pessoas com TDAH têm dificuldade em gerenciar suas emoções, especialmente durante situações de estresse. A TCC ensina técnicas para reconhecer e regular as emoções, o que pode ajudar a evitar explosões emocionais ou crises.
- **Fortalecimento da Autoestima**: A TCC também ajuda a melhorar a autoestima da pessoa com TDAH, ao promover pequenas conquistas e reforçar comportamentos positivos. Isso é crucial para o bem-estar emocional e para o relacionamento.

Como o Parceiro sem TDAH Pode Apoiar na TCC

O envolvimento do parceiro sem TDAH no processo de TCC pode ser benéfico. O parceiro pode ajudar a reforçar as estratégias aprendidas na terapia e criar um ambiente de apoio em casa.

Dica Prática:
Participe de algumas sessões de terapia para entender as ferramentas e técnicas que o parceiro com TDAH

está aprendendo. Isso permitirá que ambos estejam alinhados nas estratégias de gerenciamento do TDAH no dia a dia.

6.3 Coaching para TDAH: Abordagem Focada em Resultados

Outra abordagem eficaz é o coaching especializado em TDAH. O coaching é uma prática mais orientada para resultados do que a terapia tradicional, ajudando o parceiro com TDAH a desenvolver habilidades práticas e aplicar estratégias no cotidiano. Ao contrário da terapia, que se concentra no processamento emocional e na mudança de padrões de pensamento, o coaching foca na ação e no planejamento.

O Que é Coaching para TDAH?

No coaching para TDAH, o foco é ajudar a pessoa a identificar metas específicas e criar um plano de ação para atingi-las. O coach trabalha com o parceiro com TDAH para melhorar áreas como gerenciamento de tempo, organização, cumprimento de prazos, equilíbrio entre trabalho e vida pessoal e outras habilidades que podem ser desafiadoras devido ao TDAH.

Exemplo Prático:
Roberto, que tem TDAH, sempre teve dificuldade em cumprir prazos no trabalho, o que afetava seu desempenho profissional e sua relação com sua esposa, Claudia, que frequentemente precisava lidar com o estresse resultante dessa desorganização. Com a ajuda de um coach especializado em TDAH, Roberto aprendeu a usar aplicativos de gerenciamento de tarefas e a organizar seu dia de maneira mais eficiente, o que melhorou tanto sua produtividade quanto o relacionamento com Claudia.

6.3 (continuando) Terapia Comportamental, Análise Comportamental e Psicanálise: Abordagens Alternativas para Gerenciar o TDAH no Relacionamento

Além dos medicamentos e da Terapia Cognitivo-Comportamental (TCC), outras formas de tratamento podem ser eficazes para ajudar casais a lidar com o TDAH. Entre essas opções estão a terapia comportamental, a análise comportamental e a psicanálise, cada uma oferecendo abordagens únicas para entender e tratar o TDAH, ao mesmo tempo em que melhoram a dinâmica do relacionamento.

Terapia Comportamental: Foco nas Ações e Consequências

A terapia comportamental é uma abordagem que se concentra nas ações e comportamentos do indivíduo, com o objetivo de mudar padrões de comportamento inadequados. Essa terapia é baseada na ideia de que o comportamento pode ser moldado pelo ambiente e que o indivíduo pode aprender a modificar seus hábitos ao entender as consequências de suas ações. No contexto do TDAH, a terapia comportamental pode ajudar o parceiro com TDAH a aprender formas mais eficazes de lidar com suas tarefas, responsabilidades e relacionamentos.

Como a Terapia Comportamental Funciona no TDAH

Na terapia comportamental, o terapeuta trabalha com o paciente para identificar comportamentos que causam problemas no dia a dia, como procrastinação, impulsividade ou desorganização. A partir daí, são criadas estratégias específicas para modificar esses comportamentos, frequentemente usando reforços positivos para promover mudanças. Para o parceiro com TDAH, isso pode significar desenvolver novas maneiras de completar tarefas e manter compromissos.

Exemplo Prático:
Carla, que tem TDAH, frequentemente procrastinava suas tarefas domésticas, o que criava tensão no relacionamento com seu marido, Pedro. Na terapia comportamental, Carla aprendeu a dividir as tarefas em pequenas partes e a usar recompensas, como assistir a um episódio de sua série favorita, após completar uma tarefa. Essa abordagem prática ajudou Carla a superar a procrastinação e melhorou a convivência com Pedro.

Benefícios da Terapia Comportamental no Relacionamento

- **Mudança de Hábitos**: A terapia comportamental se concentra em ensinar o parceiro com TDAH a desenvolver hábitos mais saudáveis e a abandonar comportamentos que causam problemas no relacionamento.
- **Reforço Positivo**: O terapeuta trabalha com o casal para criar sistemas de recompensas que incentivem o parceiro com TDAH a adotar comportamentos desejados, como completar tarefas domésticas ou se organizar melhor.
- **Redução de Conflitos**: Ao modificar padrões de comportamento, a terapia comportamental ajuda a reduzir as situações que levam a

conflitos no relacionamento, promovendo uma convivência mais harmoniosa.

Dica Prática:
O parceiro sem TDAH pode participar ativamente desse processo, reforçando comportamentos positivos e oferecendo apoio durante a mudança de hábitos. Criar metas conjuntas e celebrar pequenas conquistas também pode fortalecer a união.

Análise Comportamental: Entendendo os Padrões de Comportamento

A análise comportamental é uma abordagem que se aprofunda na observação dos comportamentos do indivíduo e nas causas subjacentes desses comportamentos. O analista comportamental examina como o ambiente, as situações e os estímulos afetam o comportamento da pessoa com TDAH e trabalha para modificar esses fatores a fim de criar mudanças duradouras.

Como a Análise Comportamental Funciona no TDAH

O analista comportamental observa os comportamentos específicos da pessoa com TDAH, tanto em casa quanto no trabalho, e identifica quais fatores estão contribuindo para os problemas que ela enfrenta. Por exemplo, se o parceiro com TDAH tem dificuldades em completar tarefas domésticas, o analista investigará quais estímulos ou fatores estão interferindo na execução dessas tarefas, seja a presença de distrações ou a falta de estrutura.

Exemplo Prático:
Rafael, que tem TDAH, constantemente esquecia de realizar as tarefas combinadas com sua parceira, Luísa. Após sessões com um analista comportamental, eles identificaram que Rafael frequentemente se distraía com o celular. O analista sugeriu que Rafael deixasse o celular em outro cômodo enquanto realizava suas tarefas, e essa simples mudança trouxe grandes melhorias.

Benefícios da Análise Comportamental no Relacionamento

- **Identificação de Estímulos**: A análise comportamental ajuda a identificar os estímulos que estão interferindo no comportamento da pessoa com TDAH, como distrações ou falta de planejamento, e propõe mudanças no ambiente ou nas rotinas.
- **Mudança de Ambiente**: Ao ajustar o ambiente e as situações que levam a comportamentos

indesejados, o casal pode criar um espaço mais favorável para o gerenciamento do TDAH e a convivência saudável.

- **Aperfeiçoamento de Habilidades de Autocontrole**: A análise comportamental ajuda o parceiro com TDAH a desenvolver melhores habilidades de autocontrole e a responder de maneira mais adequada aos estímulos.

Dica Prática:

O casal pode trabalhar junto para ajustar o ambiente da casa, criando um espaço que minimize distrações e favoreça a organização. Isso pode incluir mudanças físicas, como um espaço dedicado ao trabalho ou o uso de lembretes visuais para as tarefas.

Psicanálise: Explorando os Conflitos Internos e Emocionais

A psicanálise é uma abordagem terapêutica que se concentra nos processos inconscientes que moldam o comportamento e as emoções de uma pessoa. Embora a psicanálise não seja tradicionalmente associada ao tratamento de TDAH, ela pode ser uma ferramenta poderosa para explorar as dinâmicas emocionais e os conflitos internos que surgem em um relacionamento, especialmente quando o TDAH está envolvido. A psicanálise ajuda o parceiro com TDAH a entender como seus padrões emocionais podem estar afetando sua vida e seu relacionamento.

Como a Psicanálise Funciona no Contexto do TDAH

Na psicanálise, o terapeuta trabalha com o paciente para explorar os pensamentos e sentimentos inconscientes que podem estar influenciando suas ações. Isso inclui examinar a infância, os traumas passados c os padrões emocionais que o indivíduo pode ter desenvolvido ao longo da vida. No contexto do TDAH, a psicanálise pode ajudar a pessoa a entender como os sentimentos de inadequação, frustração ou baixa autoestima, resultantes do transtorno, estão afetando seu comportamento no relacionamento.

Exemplo Prático:
Fernanda, que tem TDAH, sempre se sentiu inadequada em comparação com seu marido, Gustavo, que era muito organizado. Isso gerava ressentimentos e discussões frequentes. Na psicanálise, Fernanda começou a explorar a origem desses sentimentos, que estavam enraizados em experiências de infância, onde ela se sentia constantemente julgada por suas dificuldades de atenção. Ao entender melhor essas questões,

Fernanda conseguiu lidar de forma mais saudável com seus sentimentos, o que melhorou sua relação com Gustavo.

Benefícios da Psicanálise no Relacionamento

- **Exploração Emocional Profunda**: A psicanálise permite que o parceiro com TDAH explore as emoções e pensamentos mais profundos que podem estar impactando o relacionamento, como sentimentos de inadequação, frustração ou vergonha.
- **Melhora na Autoestima**: A psicanálise pode ajudar o parceiro com TDAH a entender melhor suas emoções e a fortalecer sua autoestima, lidando de forma mais saudável com os desafios do transtorno.
- **Entendimento dos Padrões de Comportamento**: Através da exploração dos conflitos internos, o parceiro com TDAH pode começar a identificar padrões de comportamento que são prejudiciais ao relacionamento e trabalhar para modificá-los.

Psicanálise e o Relacionamento

Além de beneficiar o parceiro com TDAH individualmente, a psicanálise pode ajudar o casal a entender melhor as dinâmicas inconscientes que influenciam o relacionamento. Às vezes, o TDAH pode agravar questões emocionais já existentes, e a psicanálise pode ser uma maneira eficaz de abordar esses problemas em um nível mais profundo.

Dica Prática:
Se possível, o parceiro sem TDAH também pode participar de sessões de terapia para explorar como suas próprias emoções e reações estão influenciando o relacionamento. Isso pode ajudar a criar um entendimento mais profundo e uma base emocional mais sólida para ambos.

Conclusão do Capítulo 6

Cada uma dessas abordagens terapêuticas – terapia comportamental, análise comportamental e psicanálise – oferece ferramentas únicas para ajudar casais a lidar com os desafios do TDAH. Ao integrar técnicas práticas de modificação de comportamento com uma exploração mais profunda das emoções e conflitos internos, essas terapias podem melhorar significativamente a convivência e o bem-estar emocional do casal.

O sucesso no tratamento do TDAH em adultos e o impacto positivo no relacionamento conjugal dependem de uma abordagem integrada e personalizada. Tanto a terapia comportamental, quanto a análise comportamental e a psicanálise oferecem ferramentas valiosas para ajudar o parceiro com TDAH a gerenciar seus sintomas e, ao mesmo tempo, fortalecer o relacionamento.

Essas terapias podem ser complementares ao uso de medicamentos e à Terapia Cognitivo-Comportamental (TCC), proporcionando ao casal uma variedade de opções para lidar com os desafios do dia a dia. Cada abordagem traz benefícios únicos, seja a mudança de comportamentos nocivos por meio da terapia comportamental, a adaptação do ambiente com a análise comportamental, ou a exploração emocional mais profunda através da psicanálise.

No final, o objetivo é construir um ambiente de apoio mútuo, onde o parceiro com TDAH possa prosperar e o parceiro sem TDAH se sinta valorizado, compreendido e envolvido no processo de tratamento. A chave é a paciência, a comunicação aberta e o compromisso com o crescimento pessoal e do casal.

Dicas Práticas:

- *Mantenha uma rotina previsível, com espaço para imprevistos, para reduzir o estresse do parceiro com TDAH.*

- *Discuta previamente situações que podem causar desconforto e como abordá-las de forma conjunta.*

Pergunta Reflexiva:

- *Quais gatilhos emocionais você identifica no seu parceiro? Como vocês podem trabalhar juntos para evitar que eles se tornem crises?*

Capítulo 7: Mantendo o Romance Vivo

Manter o romance vivo em qualquer relacionamento é um desafio, especialmente quando um dos parceiros tem TDAH. A impulsividade, a distração e a dificuldade em seguir rotinas podem afetar a espontaneidade e a conexão emocional entre o casal. No entanto, com esforço consciente e algumas estratégias, é possível cultivar e preservar o romance, mesmo diante dos desafios trazidos pelo TDAH.

Neste capítulo, vamos explorar maneiras práticas de manter a chama do romance acesa, fortalecer o vínculo afetivo e garantir que o amor e o carinho permaneçam no centro do relacionamento.

7.1 Pequenos Gestos de Amor no Cotidiano

Em um relacionamento, muitas vezes são os pequenos gestos diários que mantêm o romance vivo. Para casais que enfrentam os desafios do TDAH, criar esses momentos de carinho e atenção pode fazer uma grande diferença. Demonstrar afeto não precisa ser algo grandioso ou complicado; gestos simples e sinceros são muitas vezes os mais eficazes.

Ideias para Pequenos Gestos Românticos

- **Bilhetes de Amor**: Deixar bilhetes carinhosos espalhados pela casa pode ser uma maneira rápida e eficaz de lembrar ao seu parceiro o quanto ele é amado. Mesmo em dias agitados, um simples "Eu te amo" ou "Estou pensando em você" pode reforçar o vínculo emocional.
- **Carinho Físico Regular**: Um abraço inesperado, um beijo na testa ou um toque suave enquanto assistem TV são formas simples de demonstrar afeto e manter o contato físico vivo no relacionamento. Para o parceiro com TDAH,

esses pequenos gestos podem trazer conforto e lembrá-lo da importância da conexão física.

- **Surpresas Simples**: Mesmo algo pequeno como preparar o café da manhã favorito do seu parceiro ou planejar um passeio inesperado pode reacender o romance. Para casais com TDAH, onde a rotina pode ser desafiadora, adicionar um toque de surpresa pode quebrar a monotonia e criar momentos de alegria e conexão.

Exemplo Prático:
Roberta, que tem TDAH, costuma ficar tão imersa em suas tarefas que, às vezes, se esquece de demonstrar afeto para seu marido, Paulo. Depois de uma conversa sobre isso, eles decidiram criar um ritual: todas as manhãs, trocam bilhetes carinhosos na mesa do café da manhã, o que ajuda a manter o romance presente em meio à correria do dia a dia.

Dicas Práticas:

- *Defina momentos do dia ou da semana para dedicar-se exclusivamente ao seu parceiro. Esses momentos devem ser livres de distrações, como televisão ou celulares.*

- *Faça listas de atividades que ambos gostem e tentem realizá-las juntos para trazer de volta a sensação de novidade e diversão.*

Pergunta Reflexiva:

- *Quais atividades ou gestos românticos fazem com que você se sinta conectado ao seu parceiro? Como podem recriar esses momentos?*

7.2 Superando Obstáculos Emocionais

O TDAH pode introduzir desafios emocionais no relacionamento, como explosões de raiva, frustração com a desorganização ou sentimentos de inadequação por parte do parceiro com TDAH. Esses obstáculos emocionais, quando não tratados, podem corroer o romance e criar distanciamento no casal. Superar esses obstáculos é crucial para manter o romance vivo.

Como Lidar com Explosões Emocionais e Impulsividade

Em muitos casos, o parceiro com TDAH pode ter dificuldade em controlar suas emoções, levando a explosões emocionais que podem prejudicar a harmonia do relacionamento. Isso pode gerar ressentimento ou afastamento emocional, especialmente se o parceiro sem TDAH sentir que suas necessidades estão sendo ignoradas.

Estratégias para Superar Explosões Emocionais

- **Uso de Pausas**: Durante uma discussão, se perceberem que as emoções estão ficando fora de controle, ambos os parceiros podem concordar em fazer uma pausa. Isso dá a ambos o tempo necessário para refletir antes de continuar a conversa, reduzindo a chance de ferir os sentimentos do outro.
- **Autocontrole e Respiração Profunda**: O parceiro com TDAH pode aprender técnicas de autocontrole, como a respiração profunda, para regular suas emoções antes de reagir impulsivamente. Isso também pode ser parte das sessões de terapia, onde são ensinadas técnicas para gerenciar explosões emocionais.
- **Reconhecimento dos Sentimentos**: O parceiro sem TDAH pode reconhecer as emoções de seu parceiro antes que as coisas saiam do controle. Um simples "Eu sei que você está frustrado, mas vamos tentar resolver isso juntos" pode ajudar a desarmar uma situação tensa e trazer de

volta o foco ao que realmente importa: o relacionamento.

Exemplo Prático:
Marcos, que tem TDAH, costumava explodir em discussões com sua esposa, Clara. Após meses de conflitos, eles buscaram ajuda terapêutica, onde aprenderam a técnica de "pausas" durante brigas. Sempre que uma discussão esquentava, um dos dois sugeria uma pausa de 10 minutos. Esse simples gesto ajudou a reduzir a tensão e a manter o relacionamento saudável.

Superando Sentimentos de Inadequação

O parceiro com TDAH muitas vezes lida com sentimentos de inadequação, seja por sentir que não consegue acompanhar as expectativas ou por perceber que sua desorganização afeta o parceiro sem TDAH. Esses sentimentos podem minar a autoestima e dificultar a conexão emocional no relacionamento.

Estratégias para Melhorar a Autoestima no Relacionamento

- **Encorajamento Constante**: O parceiro sem TDAH pode desempenhar um papel vital ao incentivar e reconhecer os esforços do parceiro com TDAH. Pequenos gestos de reconhecimento e apoio são fundamentais para construir a autoestima e manter o romance vivo.

- **Celebrar as Conquistas**: Celebrar as pequenas vitórias, como completar uma tarefa ou manter uma rotina organizada por uma semana, ajuda a reforçar a autoestima do parceiro com TDAH. Isso cria um ambiente de apoio mútuo, onde ambos se sentem valorizados e reconhecidos.

Exemplo Prático:

Letícia, que tem TDAH, muitas vezes se sentia inadequada por não conseguir manter a casa tão organizada quanto seu marido, Bruno. Depois de uma conversa sincera, Bruno começou a reconhecer e elogiar os pequenos esforços de Letícia, como arrumar a cama ou organizar uma gaveta. Isso aumentou a confiança de Letícia e melhorou a intimidade emocional do casal.

Dicas Práticas:

- *Reserve tempo para conversas mais profundas, onde o foco esteja apenas em ouvir e compreender o que o outro está sentindo.*
- *Pratique exercícios de contato físico, como abraços e toques frequentes, para aumentar a sensação de segurança e afeto.*

Pergunta Reflexiva:

Como você se sente em relação à intimidade emocional no seu relacionamento? O que pode ser feito para fortalecer essa conexão?

7.3 Fortalecendo a Intimidade e a Conexão

Manter uma intimidade emocional e física forte é fundamental para preservar o romance em qualquer relacionamento, especialmente quando o TDAH traz desafios adicionais. A conexão emocional é a base para que o casal se sinta unido e disposto a enfrentar os obstáculos juntos.

Criando Rotinas de Conexão

Estabelecer rotinas de conexão emocional pode ajudar a fortalecer o vínculo entre o casal. Isso pode ser feito através de pequenas ações diárias ou semanais que reforcem a proximidade e mantenham o romance vivo.

Dicas para Criar Rotinas de Conexão

- **Tempo de Qualidade Diariamente**: Reservar 10-15 minutos diários para conversas significativas, sem distrações, pode fazer uma grande diferença. Pode ser durante uma refeição ou antes de dormir, o importante é que ambos se comprometam a ouvir e falar sobre o dia, sem pressa.

- **Noites de Encontro**: Planejar noites de encontro regulares, mesmo em casa, é uma maneira de manter o romance vivo. Pode ser um jantar à luz de velas, um filme especial ou um passeio relaxante no parque. O importante é criar um espaço onde ambos possam se reconectar emocionalmente.
- **Toques de Afeto Consistentes**: Manter o contato físico, mesmo que seja através de pequenos gestos, como segurar as mãos ou um abraço ao final do dia, ajuda a manter a intimidade física e emocional.

Exemplo Prático:
Ana e Felipe começaram a reservar todas as sextas-feiras à noite para sua "noite de encontro". Mesmo que não saíssem de casa, preparavam uma refeição especial juntos ou assistiam a um filme. Esse tempo de qualidade semanal ajudou a manter a intimidade emocional forte e a manter o romance em meio às responsabilidades diárias.

Intimidade Emocional e Comunicação Aberta

Manter a intimidade emocional requer um esforço constante para que ambos os parceiros se sintam conectados, ouvidos e compreendidos. Quando o TDAH está presente, essa conexão pode ser desafiada pela distração, impulsividade ou pela dificuldade em expressar sentimentos de maneira clara. No entanto, com algumas práticas simples, é possível fortalecer a comunicação e melhorar a intimidade emocional, o que, por sua vez, fortalece o romance.

Estratégias para Melhorar a Comunicação e a Intimidade Emocional

- **Check-ins Regulares**: Um dos melhores métodos para garantir que o casal esteja em sintonia é realizar "check-ins" emocionais regulares. Isso significa reservar um tempo, semanal ou quinzenal, para conversar sobre como cada um está se sentindo no relacionamento. Durante esses check-ins, é importante focar no que está funcionando bem e nas áreas que precisam de ajustes, de forma a evitar o acúmulo de frustrações.

  Exemplo Prático:
  Júlia e Fernando, um casal casado há 8 anos, começaram a fazer check-ins emocionais todas as noites de domingo. Eles passam 30 minutos conversando sobre a semana, o que foi positivo

e o que poderia ser melhorado. Esse momento ajuda a identificar pequenos problemas antes que se tornem grandes obstáculos e mantém ambos conectados emocionalmente.

- **Escuta Ativa**: A escuta ativa é uma habilidade essencial em qualquer relacionamento, mas é especialmente importante quando um dos parceiros tem TDAH. Isso significa não apenas ouvir as palavras que o parceiro está dizendo, mas prestar atenção aos sentimentos por trás das palavras. Durante uma conversa, certifique-se de que o parceiro com TDAH está ouvindo e compreendendo o que foi dito, e vice-versa.

Dica Prática:
Durante uma conversa, elimine distrações (desligue a TV, coloque o celular no modo silencioso) e concentre-se inteiramente no que seu parceiro está dizendo. Use frases como "Eu entendo o que você está dizendo" ou "Como isso faz você se sentir?" para garantir que ambos estejam se comunicando de maneira clara e aberta.

- **Expressão dos Sentimentos**: Pessoas com TDAH, às vezes, têm dificuldade em identificar e expressar seus sentimentos de maneira clara, o que pode causar mal-entendidos no relacionamento. Incentive seu parceiro a ser honesto sobre como se sente, e crie um ambiente onde ambos se sintam seguros para compartilhar suas emoções sem medo de julgamento.

Exemplo Prático:
Lucas, que tem TDAH, frequentemente se fechava emocionalmente quando estava frustrado ou sobrecarregado. Sua esposa, Bianca, começou a incentivá-lo a expressar seus sentimentos de forma mais aberta, fazendo perguntas suaves e sem julgamento. Com o tempo, Lucas se sentiu mais confortável em compartilhar suas emoções, o que melhorou a intimidade emocional entre eles.

Reforçando a Conexão Física Através da Intimidade Emocional

A conexão física em um relacionamento, como o toque, os abraços e o sexo, é muitas vezes um reflexo da intimidade emocional. Quando há uma boa conexão emocional, o casal tende a se sentir mais próximo fisicamente também. No entanto, em casais onde o TDAH está presente, distrações e oscilações emocionais podem dificultar essa conexão. Portanto, é essencial reforçar a intimidade emocional como base para uma vida física e sexual satisfatória.

Dicas para Manter a Conexão Física e Emocional

- **Gestos de Carinho Constantes**: Toques de carinho diários ajudam a fortalecer a ligação entre os parceiros. Isso pode ser tão simples quanto segurar as mãos, fazer uma massagem rápida ou dar um beijo antes de sair de casa. Esses gestos, mesmo pequenos, lembram ao parceiro que ele é amado e apreciado, o que mantém a intimidade emocional viva.

- **Intimidade sem Pressão**: Quando um dos parceiros tem TDAH, pode haver dias em que a conexão física parece difícil por causa de distrações, falta de foco ou estresse. Nessas ocasiões, é importante respeitar o espaço do parceiro e criar momentos de intimidade sem a pressão do sexo. Um abraço demorado, uma noite assistindo a um filme juntos ou até dormir abraçados podem ajudar a manter o vínculo físico sem gerar estresse adicional.

Exemplo Prático:
João e Clara, casados há 15 anos, passaram por uma fase difícil em que Clara, que tem TDAH, se sentia muito estressada e distraída para se conectar fisicamente. Em vez de pressioná-la,

João começou a passar mais tempo em atividades simples, como sentar juntos no sofá para assistir TV ou abraçá-la antes de dormir. Isso ajudou a manter a intimidade física sem sobrecarregar Clara.

Surpresas e Novidades: Mantendo a Chama do Romance Acesa

A novidade e a espontaneidade são importantes para manter o romance vivo, especialmente para casais que enfrentam os desafios do TDAH. A rotina pode, muitas vezes, parecer entediante para o parceiro com TDAH, que tende a buscar estímulos novos e emocionantes. Incorporar surpresas e atividades novas no relacionamento é uma forma eficaz de reavivar a chama e manter o relacionamento dinâmico e interessante.

Sugestões para Manter a Espontaneidade e a Novidade

- **Surpresas Simples e Eficazes**: Pequenas surpresas podem fazer uma grande diferença. Pode ser algo tão simples quanto levar o café da manhã na cama ou organizar um passeio inesperado no fim de semana. Essas surpresas ajudam a quebrar a monotonia e mantêm o romance vivo.

Dica Prática:
Planeje algo inesperado, mas que você saiba que seu parceiro gostará. Pode ser um jantar surpresa em um restaurante favorito ou preparar um banho relaxante após um dia longo. O importante é mostrar que você está pensando no bem-estar e na felicidade do seu parceiro.

- **Novas Atividades Juntos**: Explorar novos hobbies ou fazer algo que nenhum dos dois tenha experimentado antes pode ser uma maneira divertida de manter a conexão e fortalecer o romance. O parceiro com TDAH, que muitas vezes busca novos estímulos, pode se beneficiar dessa renovação, enquanto o parceiro sem TDAH aprecia a novidade e a diversão.

Exemplo Prático:
Felipe e Marina, que estavam juntos há 10 anos, sentiram que sua rotina diária havia se tornado previsível demais. Decidiram experimentar novos hobbies juntos, como aulas de culinária e trilhas no fim de semana. Essas atividades trouxeram frescor ao relacionamento e ajudaram a reforçar o vínculo emocional.

Conclusão do Capítulo 7

Manter o romance vivo em um relacionamento em que o TDAH está presente exige esforço consciente, empatia e criatividade. Pequenos gestos diários de amor, uma comunicação aberta e sincera, e a disposição para superar obstáculos emocionais são fatores essenciais para fortalecer o vínculo emocional e físico do casal. O TDAH pode trazer desafios únicos, como distração e impulsividade, mas também oferece oportunidades para o casal encontrar novas maneiras de se conectar e cultivar um relacionamento cheio de carinho e compreensão.

Ao longo deste capítulo, exploramos estratégias práticas para manter o romance aceso, desde o reforço da intimidade emocional até a criação de momentos de surpresa e novidade no relacionamento. Ao colocar essas estratégias em prática, os casais podem não apenas superar os desafios do TDAH, mas também construir um relacionamento mais forte, amoroso e satisfatório.

Dicas Práticas:

- *Reserve tempo para conversas mais profundas, onde o foco esteja apenas em ouvir e compreender o que o outro está sentindo.*
- *Pratique exercícios de contato físico, como abraços e toques frequentes, para aumentar a sensação de segurança e afeto.*

Pergunta Reflexiva:

Como você se sente em relação à intimidade emocional no seu relacionamento? O que pode ser feito para fortalecer essa conexão?

Capítulo 8: Depoimentos e Histórias Reais de Casais

Neste capítulo, vamos ouvir as histórias de casais que, assim como você, enfrentaram os desafios de viver com um parceiro que tem TDAH e encontraram maneiras de fortalecer seus relacionamentos. Os depoimentos serão baseados em experiências reais de casais, oferecendo uma perspectiva prática e inspiradora sobre como superar as dificuldades e construir uma parceria sólida.

8.1 Histórias Inspiradoras de Superação

Cada casal enfrenta desafios únicos quando um dos parceiros tem TDAH. As histórias que você lerá aqui mostram como diferentes casais encontraram maneiras criativas e empáticas de lidar com os altos e baixos do TDAH, fortalecendo seus relacionamentos.

Depoimento 1: Ana e João – Superando a Impulsividade com Comunicação Aberta

Ana e João são casados há 7 anos, e João foi diagnosticado com TDAH aos 35 anos. A impulsividade de João era um dos maiores desafios do relacionamento, desde decisões financeiras precipitadas até mudanças súbitas de planos sem consultar Ana. Isso gerou muitas discussões e frustrações, mas, após o diagnóstico, eles decidiram buscar ajuda juntos.

Depoimento de Ana:

"No começo, eu achava que ele estava sendo irresponsável de propósito. Não entendia como ele podia tomar decisões importantes sem sequer me consultar. Isso gerou uma distância entre nós. Depois

do diagnóstico de TDAH, finalmente comecei a entender que a impulsividade era parte do transtorno, não uma falta de consideração comigo."

Depoimento de João:
"Foi um alívio quando fui diagnosticado, porque finalmente pude entender por que agia de certas maneiras. A terapia nos ajudou muito, especialmente quando aprendemos a técnica de pausas nas conversas. Hoje, antes de tomar qualquer decisão importante, paro para pensar e falo com Ana. O simples fato de termos estabelecido essa regra de comunicação nos ajudou a evitar muitos conflitos."

Lições Aprendidas:
A história de Ana e João mostra a importância da comunicação aberta e do entendimento mútuo para superar os desafios do TDAH. Reconhecer que a impulsividade faz parte do transtorno e estabelecer regras claras para discussões e decisões ajudou o casal a evitar desentendimentos e a fortalecer a parceria.

Depoimento 2: Paula e Ricardo – Criando um Sistema de Organização Eficaz

Paula e Ricardo estão casados há 12 anos, e Ricardo foi diagnosticado com TDAH em sua juventude. A maior dificuldade deles era a desorganização crônica de Ricardo, que frequentemente esquecia de pagar contas, perdia objetos importantes e deixava o ambiente doméstico caótico. Paula sentia-se sobrecarregada e, muitas vezes, frustrada por ter que assumir todas as responsabilidades de organização.

Depoimento de Paula:
"Chegou a um ponto em que eu sentia que estava fazendo tudo sozinha. Não era apenas sobre arrumar a casa, era como se eu tivesse que cuidar de todas as finanças e planejar todos os eventos também. Fiquei exausta e irritada, mas, ao mesmo tempo, sabia que Ricardo não fazia isso de propósito."

Depoimento de Ricardo:
"Eu sempre fui desorganizado, mas nunca percebi o quanto isso afetava a Paula. Na minha cabeça, eu só estava esquecendo uma ou outra coisa, mas, para ela, era como se eu estivesse negligenciando o relacionamento. A análise comportamental foi o que nos salvou. O terapeuta nos ajudou a criar um sistema de organização prático para as finanças e as tarefas da casa. Comecei a usar listas de tarefas diárias e lembretes no celular, e a mudança foi incrível."

Lições Aprendidas:
A história de Paula e Ricardo destaca o poder da organização prática para resolver conflitos decorrentes do TDAH. Implementar ferramentas simples, como listas de tarefas e lembretes visuais, ajudou Ricardo a ser mais responsável, enquanto aliviava a carga emocional de Paula.

Depoimento 3: Laura e Pedro – Superando a Procrastinação com Reforços Positivos

Laura e Pedro estão juntos há 8 anos, e a procrastinação era o maior desafio que enfrentavam em seu relacionamento. Pedro, que tem TDAH, frequentemente adiava tarefas importantes, o que deixava Laura frustrada. Tarefas domésticas, compromissos financeiros e até questões familiares eram constantemente adiadas até o último minuto, criando tensão constante entre o casal.

Depoimento de Laura:
"Eu sentia como se estivesse sempre esperando Pedro terminar uma tarefa. Não importava o quanto eu insistisse, ele sempre parecia procrastinar tudo, e isso me deixava muito estressada. Tive que aprender a ser mais paciente e a entender que a procrastinação dele não era intencional."

Depoimento de Pedro:
"Eu sabia que estava procrastinando, mas era como se eu não conseguisse evitar. Quando comecei a fazer terapia comportamental, o terapeuta nos sugeriu criar um sistema de reforços positivos. A ideia era que, a cada tarefa que eu completava no prazo, fazíamos algo divertido juntos, como sair para jantar ou ver um filme. Isso me deu uma motivação extra para não adiar as coisas."

Lições Aprendidas:
O sistema de reforços positivos foi essencial para que Pedro superasse sua procrastinação. A combinação de apoio emocional e incentivo ajudou a criar uma dinâmica mais harmoniosa entre o casal. Laura aprendeu a ser mais paciente e a celebrar as pequenas conquistas de Pedro, enquanto ele desenvolveu melhores hábitos para lidar com suas responsabilidades.

Dicas Práticas:

- *Pratique a meditação mindfulness regularmente para ajudar o cérebro a aumentar o foco e a regulação emocional.*
- *Estabeleça metas semanais de autorregulação, como evitar distrações durante uma tarefa*

importante ou manter a calma durante uma conversa difícil.

Pergunta Reflexiva:

Quais atividades vocês podem começar a implementar juntos que podem ajudar a treinar o cérebro para maior foco e conexão emocional?

8.2 Lições Aprendidas e Conselhos Práticos

Cada casal que enfrenta os desafios do TDAH em um relacionamento descobre maneiras únicas de superar as dificuldades e fortalecer sua parceria. Embora cada história seja diferente, há lições em comum que podem ser aplicadas por outros casais:

1. Compreender o Transtorno É o Primeiro Passo

Muitas vezes, o parceiro sem TDAH pode sentir que o comportamento do parceiro com TDAH é proposital, o que gera frustração e mágoas. No entanto, como vimos nas histórias de Ana e João, entender que o TDAH é uma condição neurológica ajuda a eliminar a culpa e o ressentimento. A empatia e a compreensão do que é o TDAH são essenciais para que o casal possa trabalhar em soluções juntos.

Conselho Prático:
Dedique um tempo para aprender sobre o TDAH juntos. Leiam livros, assistam a vídeos ou participem de grupos de apoio para casais com TDAH. Quanto mais ambos souberem sobre o transtorno, mais fácil será lidar com seus desafios de forma prática e empática.

2. Ferramentas de Organização Podem Transformar a Vida Conjugal

A desorganização é um sintoma clássico do TDAH que pode gerar grandes frustrações no relacionamento, como vimos na história de Paula e Ricardo. Ferramentas simples, como listas de tarefas, lembretes no celular e sistemas de organização visual, podem fazer uma diferença significativa na convivência.

Conselho Prático:
Experimente diferentes ferramentas de organização e encontre as que melhor funcionam para o parceiro com TDAH. Pode ser útil criar um calendário de tarefas compartilhado, usar aplicativos de gestão de tempo ou até criar lembretes visuais pela casa para manter o foco no que é importante.

3. Reforços Positivos Ajudam a Superar a Procrastinação

A procrastinação pode ser um grande obstáculo, mas como vimos na história de Laura e Pedro, criar um sistema de reforços positivos ajuda a motivar o parceiro com TDAH a completar tarefas sem adiá-las indefinidamente. O incentivo mútuo e a celebração das pequenas vitórias são essenciais para construir uma dinâmica mais positiva no relacionamento.

Conselho Prático:
Estabeleça recompensas para tarefas concluídas. Por exemplo, ao final de cada semana, façam uma atividade divertida juntos se as responsabilidades foram cumpridas. Isso cria uma sensação de realização e reforça os bons hábitos.

4. Pausas Conscientes Podem Prevenir Conflitos

As explosões emocionais e a impulsividade podem ser desafiadoras em um relacionamento com TDAH, mas como vimos nas histórias de Ana e João, aprender a fazer pausas durante discussões acaloradas pode evitar que pequenos problemas se tornem grandes crises.

Conselho Prático:
Durante uma discussão, se perceberem que a tensão está aumentando, façam uma pausa. Definam um período de tempo, como 10 minutos, para que ambos possam se acalmar antes de retomar a conversa. Isso ajuda a manter o respeito e a evitar que as emoções saiam de controle.

5. Celebrar Pequenos Gestos de Carinho e Afeto

Manter o romance vivo e celebrar os pequenos gestos de carinho, como vimos nas histórias, ajuda a criar um ambiente de amor e respeito mútuo. Mesmo em dias estressantes ou desafiadores, gestos simples como um abraço, um beijo ou uma palavra de encorajamento podem fazer uma grande diferença no relacionamento.

Conselho Prático:
Todos os dias, tentem encontrar pequenos momentos para demonstrar afeto um pelo outro. Esses gestos diários constroem uma base sólida de intimidade e lembram ao casal que, independentemente dos desafios, o amor e o respeito permanecem.

Conclusão do Capítulo 8

Os depoimentos e as histórias de vida real apresentados neste capítulo mostram que, embora o TDAH traga desafios únicos para o relacionamento, é possível superá-los com comunicação aberta, empatia e uso de ferramentas práticas. Cada casal encontrará suas próprias soluções, mas o mais importante é que ambos estejam comprometidos em trabalhar juntos para fortalecer o relacionamento.

Ao aplicar as lições aprendidas desses casais, você pode encontrar inspiração e estratégias práticas para enfrentar os desafios do TDAH e construir um relacionamento mais forte e amoroso.

Dicas Práticas:

- *Estabeleça um sistema de recompensas para tarefas ou comportamentos que vocês desejam melhorar, como dividir as responsabilidades domésticas.*
- *Utilize atividades que o parceiro com TDAH realmente goste como incentivo para completar as tarefas mais difíceis ou menos atraentes.*

Capítulo 9: O que a Neurociência Fala sobre o TDAH em Adultos

A neurociência tem oferecido uma compreensão cada vez mais sofisticada sobre o TDAH (Transtorno de Déficit de Atenção e Hiperatividade), especialmente em adultos. Embora o TDAH seja frequentemente associado à infância, muitas pessoas continuam a experimentar seus efeitos na vida adulta, com impactos significativos no trabalho, na vida social e, claro, nos relacionamentos amorosos.

Neste capítulo, vamos explorar como o cérebro de uma pessoa com TDAH funciona, o que a ciência revela sobre os déficits de atenção e impulsividade, e como essas descobertas podem ajudar casais a entender melhor os comportamentos do parceiro com TDAH. Também veremos como a neurociência está moldando as abordagens de tratamento e intervenção para o TDAH em adultos.

9.1 O Cérebro com TDAH: O Que a Ciência Revela

As pesquisas em neurociência indicam que o TDAH afeta várias áreas do cérebro responsáveis pela atenção, regulação emocional e controle de impulsos. As principais regiões cerebrais envolvidas no TDAH incluem o córtex pré-frontal, o sistema límbico e os circuitos de dopamina, que desempenham papéis fundamentais no comportamento e na capacidade de concentração.

Córtex Pré-Frontal: O Centro de Controle

O córtex pré-frontal é a área do cérebro responsável por funções executivas, como planejamento, organização, controle de impulsos e regulação emocional. Em pessoas com TDAH, essa área tende a ser menos ativa, o que explica por que muitas têm dificuldade em manter a atenção em tarefas, controlar seus impulsos e organizar suas responsabilidades.

Exemplo Prático:
Mariana, que tem TDAH, frequentemente perde o

controle emocional durante discussões com seu parceiro. Ao entender que seu córtex pré-frontal pode estar processando as emoções de maneira diferente, seu parceiro, Eduardo, consegue ser mais compreensivo. Eles começaram a trabalhar juntos para usar técnicas que ajudam Mariana a controlar melhor suas reações emocionais.

O Sistema Límbico: Emoções e Estímulos

O sistema límbico, responsável pela regulação das emoções, também é afetado pelo TDAH. Adultos com TDAH podem ter dificuldades em regular suas respostas emocionais, o que explica as oscilações de humor e os picos de irritabilidade ou frustração que muitos enfrentam. Isso afeta diretamente a maneira como o parceiro com TDAH lida com situações estressantes ou conflitos dentro do relacionamento.

Exemplo Prático:
Quando Carlos, que tem TDAH, se sente sobrecarregado, ele pode rapidamente passar de uma sensação de calma para uma explosão de raiva. Ao entender o papel do sistema límbico no controle das emoções, Carlos e sua esposa, Fernanda, começaram a usar técnicas de respiração e mindfulness para acalmar suas reações antes que a situação se agravasse.

A Dopamina: A Chave para a Motivação e o Foco

A dopamina é um neurotransmissor crucial para a motivação, o prazer e o foco. Em pessoas com TDAH, os níveis de dopamina tendem a ser mais baixos, o que leva à busca por estímulos e à dificuldade em manter a atenção em tarefas que não proporcionam uma recompensa imediata. Essa falta de dopamina pode explicar por que o parceiro com TDAH frequentemente procrastina ou se distrai com atividades mais estimulantes.

Exemplo Prático:
Ana, que tem TDAH, tem dificuldade em se concentrar em tarefas domésticas, mas é extremamente motivada para iniciar novos projetos criativos. Seu marido, Roberto, ao entender o papel da dopamina no cérebro de Ana, ajuda a criar recompensas após as tarefas menos estimulantes, o que melhora sua motivação.

Dicas Práticas:

- *Busque um terapeuta especializado em TDAH e terapia cognitivo-comportamental para ajudar a ajustar os comportamentos que estão prejudicando o relacionamento.*

- *Utilize as ferramentas oferecidas pela TCC, como listas de tarefas, reforço positivo e técnicas de controle emocional.*

Pergunta Reflexiva:

Como a terapia comportamental poderia ajudar a melhorar os desafios que você e seu parceiro enfrentam?

9.2 Diferenças entre o Cérebro de uma Criança e de um Adulto com TDAH

Embora o TDAH seja diagnosticado principalmente na infância, muitos dos sintomas permanecem na vida adulta. No entanto, o cérebro de um adulto com TDAH apresenta diferenças em comparação com o de uma criança com o transtorno, especialmente na maneira como a atenção e o controle de impulsos são gerenciados.

Desenvolvimento do Córtex Pré-Frontal em Adultos

Em adultos, o córtex pré-frontal continua a se desenvolver até os 25 anos, e é por isso que muitos sintomas de TDAH podem mudar ou se atenuar com o tempo. No entanto, em alguns adultos, essa área ainda apresenta atividade reduzida, o que afeta a capacidade de planejamento e de tomar decisões de longo prazo.

Diferença Chave:
Uma criança com TDAH pode demonstrar hiperatividade física, como a incapacidade de ficar quieta, enquanto um adulto com TDAH pode exibir mais agitação mental, como distrações constantes ou dificuldade em gerenciar múltiplas tarefas.

Controle Emocional ao Longo da Vida

As crianças com TDAH muitas vezes têm dificuldade em controlar suas emoções, como frustrações ou raiva. Em adultos, isso pode se manifestar de forma mais sutil, como dificuldades em lidar com o estresse ou impulsos emocionais que afetam o relacionamento.

Exemplo Prático:
Gustavo, que foi diagnosticado com TDAH na infância, percebe que, como adulto, ainda tem dificuldade em controlar suas emoções, especialmente durante discussões com sua parceira. Ao compreender que o controle emocional é um aspecto que se estende da infância à vida adulta, eles começaram a usar técnicas de meditação para lidar com essas emoções.

9.3 Como a Neurociência Explica o Comportamento Impulsivo no TDAH

Um dos principais sintomas do TDAH é a impulsividade, que pode se manifestar de várias maneiras, como compras por impulso, decisões precipitadas ou comportamento imprudente. A neurociência mostra que essa impulsividade está ligada à maneira como o cérebro processa recompensas e como os circuitos de dopamina são ativados.

Circuito de Recompensa e TDAH

O cérebro humano é projetado para buscar recompensas e evitar punições. No entanto, em pessoas com TDAH, esse circuito de recompensa é hiperativo em resposta a estímulos novos ou excitantes, mas menos responsivo a tarefas rotineiras. Isso significa que o parceiro com TDAH pode preferir atividades novas ou de curto prazo, negligenciando responsabilidades importantes.

Exemplo Prático:
Fernanda, que tem TDAH, frequentemente faz compras por impulso, especialmente quando vê uma promoção. Sua parceira, Camila, aprendeu que a impulsividade de Fernanda é parcialmente causada pela maneira como seu cérebro responde à

recompensa imediata. Elas começaram a usar um sistema onde Camila ajuda Fernanda a pausar antes de tomar decisões impulsivas, o que reduziu os problemas financeiros e melhorou o relacionamento.

Impacto no Relacionamento

A impulsividade pode afetar profundamente a dinâmica de um relacionamento, especialmente quando o parceiro sem TDAH se sente desvalorizado ou sobrecarregado pelas decisões rápidas e não planejadas do parceiro com TDAH. No entanto, entender como o cérebro do parceiro responde aos estímulos ajuda a criar estratégias para gerenciar melhor essas situações.

9.4 Déficits de Atenção: O Papel das Redes Cerebrais no Foco e na Distração

O TDAH afeta as redes cerebrais que controlam a atenção e a capacidade de focar em tarefas específicas. A **rede de modo padrão** (DMN) e a **rede executiva** são duas áreas fundamentais para entender por que o parceiro com TDAH pode se distrair facilmente ou ter dificuldade em manter a concentração.

Rede de Modo Padrão (DMN)

A DMN é a parte do cérebro que entra em ação quando estamos em modo de descanso, ou seja, quando nossa mente vaga. Em pessoas com TDAH, essa rede tende a ser hiperativa, mesmo quando estão tentando focar em uma tarefa. Isso explica por que o parceiro com TDAH pode se distrair facilmente com pensamentos aleatórios ou com estímulos do ambiente, mesmo durante conversas importantes ou atividades conjuntas.

Exemplo Prático:
Durante uma conversa com seu marido, Rafael, que tem TDAH, Juliana percebe que ele frequentemente parece "desligar" e começar a pensar em outras coisas. Eles aprenderam que isso é causado pela hiperatividade da DMN de Rafael. Agora, eles usam lembretes visuais para ajudar Rafael a se concentrar, como anotações curtas durante as conversas, o que reduziu as distrações.

Rede Executiva e Manutenção de Foco

A rede executiva é a parte do cérebro responsável por manter a atenção em tarefas, tomar decisões, planejar e resolver problemas. Em pessoas com TDAH, essa rede pode ser menos eficiente, o que explica a dificuldade em se concentrar em atividades longas ou tediosas, como tarefas domésticas, trabalho ou mesmo conversas prolongadas. Isso pode afetar diretamente a capacidade do parceiro com TDAH de manter o foco em atividades que não oferecem uma recompensa imediata ou que exigem muito esforço mental.

Exemplo Prático:
Bruno, que tem TDAH, frequentemente começa projetos em casa, como organizar um armário ou consertar algo, mas raramente os conclui. Sua esposa, Clara, sentia-se frustrada com isso, pois acabava assumindo as responsabilidades que Bruno deixava inacabadas. Ao entender que a rede executiva de Bruno tinha dificuldade em manter o foco em tarefas longas, Clara sugeriu que eles dividissem os projetos em pequenas etapas. Isso ajudou Bruno a completar cada parte antes de seguir para a próxima, tornando a divisão de responsabilidades mais equilibrada.

Soluções Baseadas na Neurociência para Melhorar o Foco

A neurociência oferece algumas soluções práticas para melhorar o foco e a capacidade de completar tarefas em pessoas com TDAH. Abaixo estão algumas estratégias que podem ser usadas para melhorar o desempenho cognitivo e, consequentemente, a convivência no relacionamento:

1. Dividir Tarefas em Pequenas Etapas

Como o cérebro com TDAH tem dificuldade em lidar com tarefas extensas, dividi-las em pequenas etapas torna o processo mais gerenciável e evita a sobrecarga cognitiva. O parceiro com TDAH pode se concentrar em cada pequena parte da tarefa e ter uma sensação de realização ao concluir cada etapa, o que ajuda a manter a motivação.

Dica Prática:
Se o parceiro com TDAH precisa completar uma tarefa grande, como limpar a casa ou planejar uma viagem, divida o trabalho em partes menores. Por exemplo, em vez de "limpar a casa", a tarefa pode ser dividida em "limpar a cozinha", "varrer a sala" e assim por diante. Isso ajuda a manter o foco e evitar a procrastinação.

2. Usar Lembretes Visuais e Tecnológicos

O uso de lembretes visuais, como post-its espalhados pela casa ou calendários digitais, pode ajudar o parceiro com TDAH a lembrar das tarefas importantes. Aplicativos de gerenciamento de tempo, como Todoist, Trello ou Google Calendar, também são eficazes para manter o foco e garantir que as tarefas sejam concluídas dentro do prazo.

Exemplo Prático:
Mariana e Pedro decidiram usar um calendário compartilhado no celular para anotar as tarefas domésticas e compromissos. Isso deu a Pedro, que tem TDAH, uma visão clara do que ele precisava fazer ao longo da semana e o ajudou a se organizar melhor.

3. Criar um Ambiente de Trabalho Livre de Distrações

Para o parceiro com TDAH, o ambiente é crucial. Um espaço com muitas distrações visuais ou sonoras pode atrapalhar a concentração. Minimizar distrações no ambiente, como desligar a televisão, silenciar o celular e manter o espaço de trabalho limpo e organizado, pode melhorar a eficiência da rede executiva e ajudar o parceiro a se concentrar por mais tempo.

Exemplo Prático:
Ricardo, que trabalha de casa, tinha dificuldade em se concentrar no trabalho quando sua mesa estava desorganizada e com o celular por perto. Após ajustar

seu ambiente, colocando o celular em modo "não perturbe" e organizando sua mesa com apenas o necessário, ele percebeu uma melhoria na sua produtividade e no controle das distrações.

9.5 Neuroplasticidade e TDAH: O Potencial de Mudança no Cérebro Adulto

Uma das descobertas mais fascinantes da neurociência nos últimos anos é o conceito de neuroplasticidade, ou seja, a capacidade do cérebro de mudar e se adaptar ao longo da vida. A neuroplasticidade significa que, mesmo em adultos, o cérebro pode desenvolver novas conexões neuronais e melhorar suas funções por meio de práticas e tratamentos adequados. Isso é uma ótima notícia para adultos com TDAH, pois sugere que, com as abordagens certas, os sintomas podem ser gerenciados e melhorados.

Como a Neuroplasticidade Funciona no TDAH

Em pessoas com TDAH, o cérebro tende a seguir certos padrões de distração, impulsividade e desorganização. No entanto, a neuroplasticidade permite que novas conexões sejam formadas quando a pessoa é exposta a técnicas de treinamento cognitivo, terapia e até hábitos diários saudáveis. Com o tempo, o cérebro pode se adaptar e melhorar sua capacidade de foco, planejamento e regulação emocional.

Exemplo de Neuroplasticidade em Ação

Estudos mostram que adultos com TDAH que seguem programas de treinamento cognitivo ou praticam meditação mindfulness regularmente podem fortalecer as áreas do cérebro responsáveis pelo controle da atenção e pelo gerenciamento de impulsos. Isso significa que, com prática, o cérebro pode aprender a ser mais eficiente em áreas onde antes havia déficit.

Exemplo Prático:
Joana, que tem TDAH, começou a praticar meditação mindfulness todos os dias por 15 minutos após seu terapeuta sugerir que isso poderia ajudar a melhorar sua capacidade de foco. Depois de alguns meses de prática consistente, ela notou que estava conseguindo manter o foco em suas tarefas por períodos mais longos e que sua impulsividade havia diminuído. Isso melhorou não só sua produtividade no trabalho, mas também sua comunicação com seu marido.

Aplicação da Neuroplasticidade no Relacionamento

O conceito de neuroplasticidade pode ser aplicado diretamente ao relacionamento. Assim como o parceiro com TDAH pode treinar seu cérebro para melhorar em áreas como organização e controle de impulsos, o casal como um todo pode aprender novas formas de interagir e lidar com os desafios. Técnicas terapêuticas, como a Terapia Cognitivo-Comportamental (TCC), têm base na neuroplasticidade, pois incentivam a pessoa a adotar novos padrões de pensamento e comportamento, reforçando-os ao longo do tempo.

Dica Prática:
Introduzir hábitos diários de autocuidado, como exercícios físicos, meditação e técnicas de relaxamento, pode ajudar o cérebro a fortalecer áreas que regulam a atenção e o comportamento. O casal pode fazer isso junto, criando um espaço para crescimento mútuo e apoiando-se nas práticas que ajudam a melhorar o funcionamento cognitivo do parceiro com TDAH.

9.6 Impacto da Neurociência nas Abordagens de Tratamento para Adultos com TDAH

As descobertas da neurociência sobre o TDAH em adultos influenciam diretamente as abordagens de tratamento. Entender como o cérebro funciona permite que médicos, psicólogos e terapeutas desenvolvam estratégias mais eficazes para gerenciar os sintomas do TDAH e, consequentemente, melhorar a qualidade de vida do casal.

Terapias Baseadas em Neurociência

Além das terapias tradicionais, como a Terapia Cognitivo-Comportamental (TCC) e os medicamentos, as terapias que integram o conhecimento da neurociência estão se tornando mais populares e eficazes. Algumas dessas abordagens incluem:

1. Treinamento Cognitivo

O treinamento cognitivo é uma abordagem que utiliza jogos e exercícios mentais para treinar o cérebro a melhorar o foco, a memória e o controle de impulsos. Com base na neuroplasticidade, esses programas ajudam a criar novas conexões no cérebro que podem facilitar a capacidade de concentração e planejamento.

Exemplo Prático:
Carlos, que tem TDAH, começou a usar um aplicativo de treinamento cognitivo, onde ele praticava tarefas que envolviam foco e resolução de

problemas. Depois de algumas semanas, ele notou uma melhoria em sua capacidade de manter a atenção no trabalho, e isso também impactou positivamente sua vida conjugal, já que ele conseguia se concentrar mais durante as conversas com sua esposa.

2. Meditação e Mindfulness

A meditação, especialmente a **meditação mindfulness**, tem mostrado grande eficácia na regulação das emoções e no controle da atenção em pessoas com TDAH. Essa prática ajuda a reduzir a atividade da rede de modo padrão (DMN) e a aumentar a conectividade nas redes responsáveis pela regulação da atenção.

Dica Prática:

Incorporar 10 a 15 minutos de meditação diária pode ajudar o parceiro com TDAH a melhorar o controle emocional e o foco. Fazer isso em casal pode fortalecer o vínculo emocional e criar um ambiente mais calmo e organizado para ambos.

3. Biofeedback e Neurofeedback

Essas técnicas utilizam sensores que monitoram as ondas cerebrais para treinar a pessoa a controlar seus próprios padrões de atenção. O biofeedback e o neurofeedback são usados para aumentar a autoconsciência e a capacidade de controlar as respostas cognitivas e emocionais.

Exemplo Prático:
Maria começou a fazer sessões de neurofeedback para melhorar sua capacidade de manter o foco. Durante as sessões, ela aprendeu a identificar quando seu cérebro estava distraído e a redirecionar sua atenção. Essa técnica ajudou Maria a melhorar seu desempenho no trabalho e a reduzir a frustração em seu relacionamento.

Conclusão do Capítulo 9

O que a neurociência revela sobre o TDAH em adultos proporciona uma compreensão mais profunda sobre como o cérebro funciona e por que certos comportamentos ocorrem. Desde as redes cerebrais responsáveis pelo foco até os circuitos de recompensa que influenciam a impulsividade, essas descobertas nos ajudam a entender melhor os desafios enfrentados por pessoas com TDAH e como seus parceiros podem apoiá-las.

Ao integrar o conhecimento da neurociência nas abordagens de tratamento e nas práticas diárias do casal, é possível criar um ambiente mais harmonioso e empático. A neuroplasticidade nos dá a esperança de que, com esforço e as técnicas certas, tanto o parceiro com TDAH quanto o parceiro sem TDAH podem crescer juntos e fortalecer seu relacionamento.

Dicas Práticas:

- *Comece com práticas simples de mindfulness, como meditar por 10 minutos ao acordar ou antes de dormir.*
- *Use técnicas de respiração profunda durante momentos de conflito para ajudar a regular as emoções e focar no presente.*

Pergunta Reflexiva:

- *Como você pode incorporar práticas de mindfulness em sua rotina diária para melhorar sua vida conjugal?*

Capítulo 10: Dicas para Manter um Relacionamento Saudável com um Parceiro com TDAH

O TDAH pode trazer dificuldades únicas, como distração, impulsividade e desorganização, mas, com o entendimento adequado, paciência e estratégias práticas, é possível construir um relacionamento saudável, equilibrado e cheio de carinho.

Vamos revisar os principais pontos discutidos e oferecer dicas finais para ajudar você e seu parceiro a continuarem navegando juntos pelos desafios e alegrias da vida conjugal.

10.1 Revisão dos Principais Pontos

Compreensão do TDAH: O Primeiro Passo para um Relacionamento Saudável

Compreender o TDAH é a base de um relacionamento bem-sucedido com um parceiro que tem o transtorno. Ao longo do livro, vimos como o TDAH afeta o cérebro e o comportamento de maneiras que podem impactar diretamente a convivência, a comunicação e a intimidade no relacionamento. Entender que esses comportamentos, como distrações frequentes ou procrastinação, não são intencionais, mas sim sintomas do TDAH, ajuda a reduzir o estresse e a criar um ambiente de empatia e suporte mútuo.

Comunicação Clara e Abertura Emocional

A comunicação eficaz foi outro tema central deste livro. Casais que enfrentam o TDAH devem praticar a comunicação aberta e honesta, onde ambos os parceiros possam expressar suas frustrações e necessidades sem julgamento. Ferramentas como a escuta ativa, os check-ins emocionais regulares e o uso de pausas conscientes durante discussões ajudaram muitos casais a melhorar a qualidade da comunicação e a reduzir conflitos.

Ferramentas de Organização e Gestão do Tempo

A desorganização e a procrastinação são desafios comuns em casais onde o TDAH está presente. Aprendemos que o uso de ferramentas de organização, como listas de tarefas, lembretes digitais e divisão de tarefas em pequenas etapas, pode transformar a dinâmica do casal. Essas ferramentas ajudam o parceiro com TDAH a se manter no caminho certo e aliviam o parceiro sem TDAH, que pode se sentir sobrecarregado com a carga das responsabilidades.

Fortalecimento da Intimidade e da Conexão

A intimidade, tanto emocional quanto física, pode ser afetada pelos sintomas do TDAH. Abordamos como pequenas demonstrações diárias de carinho, a introdução de novas atividades e a criação de um ambiente de apoio emocional podem manter a chama do romance acesa. Entender as flutuações de humor e o papel que a dopamina desempenha no desejo sexual também ajuda os casais a lidar melhor com as oscilações de interesse sexual e a conexão física.

Neurociência e Abordagens Terapêuticas

Por fim, exploramos o que a neurociência nos ensina sobre o TDAH e como isso influencia os tratamentos e as terapias mais eficazes. A neuroplasticidade do cérebro oferece esperança para mudanças duradouras e melhorias, especialmente quando associada a práticas como a meditação, o treinamento cognitivo e o uso de terapias comportamentais.

10.2 Dicas Práticas Finais para um Relacionamento Saudável com um Parceiro com TDAH

Com base em tudo o que discutimos, aqui estão algumas dicas práticas finais que podem ser aplicadas para manter um relacionamento saudável, equilibrado e harmonioso, mesmo com os desafios do TDAH.

1. Pratique a Paciência e o Autocuidado

Viver com um parceiro com TDAH pode ser desafiador, especialmente nos momentos em que o comportamento impulsivo ou a distração afetam o relacionamento. A paciência é essencial para lidar com esses desafios, mas é igualmente importante que o parceiro sem TDAH cuide de si mesmo. Estabeleça momentos de autocuidado e certifique-se de ter seu próprio espaço para relaxar e recarregar as energias.

Dica Prática:
Reserve tempo para hobbies ou atividades que ajudem a reduzir o estresse. Conversar com amigos, fazer atividades físicas ou meditar pode ajudar a manter o equilíbrio emocional, especialmente durante momentos de tensão.

2. Definam Metas e Expectativas Realistas

As expectativas irreais podem gerar frustrações e ressentimentos, tanto para o parceiro com TDAH quanto para o parceiro sem TDAH. Estabelecer metas realistas para o relacionamento, como a divisão de responsabilidades e o planejamento das finanças, ajuda a evitar desentendimentos. É importante reconhecer que nem todos os dias serão perfeitos, mas que, com ajustes contínuos, é possível encontrar uma maneira de equilibrar as responsabilidades.

Dica Prática:
Crie uma lista semanal ou mensal de metas que ambos concordem ser razoáveis. Essas metas podem ser pessoais, como cumprir prazos no trabalho ou melhorar a comunicação, ou podem ser relacionadas às tarefas da casa. Revisem essas metas juntos e ajustem conforme necessário.

3. Celebrem as Pequenas Conquistas

Uma das maneiras mais eficazes de manter o ânimo no relacionamento é celebrar as pequenas vitórias. Cada passo que o parceiro com TDAH dá em direção à organização, ao controle de impulsos ou ao gerenciamento de suas responsabilidades deve ser reconhecido e comemorado. Essas pequenas conquistas ajudam a construir a confiança e a manter o progresso constante.

Exemplo Prático:
Se o parceiro com TDAH conseguiu seguir a rotina ou completar suas tarefas por uma semana, celebrem juntos de forma especial – seja com uma noite de encontro, um jantar ou uma atividade divertida. Esse reforço positivo fortalece a parceria e incentiva a continuidade de bons hábitos.

4. Introduzam a Flexibilidade no Relacionamento

A rigidez e a falta de flexibilidade podem aumentar a tensão no relacionamento, especialmente quando o TDAH está presente. Por isso, é importante que ambos os parceiros sejam flexíveis e estejam dispostos a ajustar suas rotinas e expectativas quando necessário. Nem tudo sairá conforme o planejado, e ter a capacidade de adaptar-se às circunstâncias ajudará a reduzir o estresse e a evitar conflitos.

Dica Prática:
Crie uma "margem de flexibilidade" nos compromissos e nas responsabilidades diárias. Por exemplo, se o parceiro com TDAH tende a atrasar ou esquecer compromissos, ajustem o planejamento para

que haja tempo extra para eventualidades. Isso evita que pequenas falhas se tornem fontes de frustração.

5. Usem o Humor para Lidar com as Dificuldades

O humor pode ser uma ferramenta poderosa para lidar com os desafios do TDAH no relacionamento. Ao aprender a rir juntos das pequenas distrações ou esquecimentos, o casal consegue aliviar a tensão e criar uma atmosfera mais leve e descontraída. O humor aproxima as pessoas e cria um espaço onde ambos se sentem à vontade para reconhecer suas limitações sem julgamento.

Exemplo Prático:
Se o parceiro com TDAH frequentemente se esquece de fazer algo simples, como desligar as luzes ou arrumar a cama, em vez de transformar isso em um conflito, use o humor para lidar com a situação. Dizer algo leve como "Parece que as luzes decidiram ficar acesas sozinhas hoje!" pode desarmar a tensão e trazer um sorriso ao rosto do parceiro.

10.3 O Caminho Adiante: Crescendo Juntos

Manter um relacionamento saudável com um parceiro com TDAH exige compromisso, paciência e a disposição de ambos os parceiros para aprender e crescer juntos. Cada casal enfrentará seus próprios desafios, mas o que define o sucesso de um relacionamento é a capacidade de ambos se adaptarem às necessidades e limitações do outro.

Ao longo deste livro, exploramos uma série de ferramentas práticas, estratégias e insights que podem ser aplicados no dia a dia do casal. Embora o TDAH traga complexidades, ele também oferece uma oportunidade para que o casal construa uma relação baseada na compreensão mútua, no apoio e na empatia.

Capítulo 11: A Importância do Sono no Controle do TDAH e no Relacionamento

11.1 Como o TDAH Afeta o Sono

- Estudos indicam que pessoas com TDAH têm uma maior tendência a apresentar distúrbios do sono, como insônia, dificuldade para adormecer ou sono agitado. Isso pode aumentar a irritabilidade, a desatenção e o estresse, afetando negativamente a convivência.

- Neurociência do Sono: O sono é essencial para restaurar as funções cognitivas. A falta dele afeta diretamente as áreas cerebrais responsáveis pela atenção, foco e regulação emocional, como o córtex pré-frontal e a amígdala.

Exemplo Real: João, que tem TDAH, sempre teve problemas para dormir, o que o deixava ainda mais desatento e irritado durante o dia. Sua esposa, Maria, começou a perceber que os conflitos entre eles aumentavam após noites mal dormidas. Juntos, decidiram adotar uma rotina de sono mais rigorosa, estabelecendo horários fixos e limitando o uso de eletrônicos antes de dormir. Com o tempo, João passou a dormir melhor e o relacionamento se tornou mais harmonioso.

Dicas Práticas:

- Estabeleça uma rotina de sono regular, com horários consistentes para ir para a cama e acordar.
- Evite o uso de dispositivos eletrônicos, como celulares e tablets, pelo menos uma hora antes de dormir.

- Crie um ambiente calmo e escuro no quarto, propício para uma boa noite de sono.

Pergunta Reflexiva:

- *Como o sono (ou a falta dele) afeta seu humor e sua capacidade de lidar com desafios no relacionamento?*

Capítulo 12: Estimulantes e Medicação: Impacto no Comportamento e na Vida a Dois

12.1 Como os Medicamentos para TDAH Funcionam

- A maioria dos medicamentos para TDAH, como os psicoestimulantes, atua no aumento dos níveis de dopamina e noradrenalina no cérebro, ajudando a melhorar o foco e a regular a impulsividade.
- Neurociência do TDAH e Medicamentos: A neurociência mostra que, em pessoas com TDAH, essas substâncias químicas estão em

níveis insuficientes, o que afeta a capacidade de concentração e autocontrole. A medicação corrige esse desequilíbrio químico, ajudando a restaurar o funcionamento cognitivo.

Exemplo Real: Ana, que toma medicamentos para o TDAH, notou uma grande melhora em sua capacidade de focar no trabalho e nas tarefas diárias. No entanto, seu marido, Carlos, sentia que ela ficava mais retraída emocionalmente. Após uma conversa aberta, eles decidiram ajustar a dosagem com o médico e explorar terapias complementares para equilibrar o tratamento.

Dicas Práticas:

- Monitore os efeitos colaterais dos medicamentos junto com seu parceiro e discuta-os com o médico para ajustar a dosagem, se necessário.
- Combine o uso de medicamentos com terapia ou práticas de mindfulness para melhorar o controle emocional e a intimidade no relacionamento.

Pergunta Reflexiva:

- *Como o uso de medicação impacta o seu relacionamento? O que pode ser feito para melhorar esse equilíbrio?*

Capítulo 13: Planejamento Financeiro no Relacionamento com um Parceiro com TDAH

13.1 Desafios com o Controle Financeiro no TDAH

- A impulsividade e a dificuldade em planejar a longo prazo são características do TDAH que podem gerar desafios financeiros, como gastos excessivos, esquecimentos de pagamentos ou falta de controle no orçamento doméstico.
- Neurociência do Impulso e Recompensa: O sistema de recompensa no cérebro de pessoas com TDAH pode ser mais sensível a compras impulsivas e decisões financeiras arriscadas, já que a dopamina é liberada em maior quantidade em atividades de curto prazo, como compras.

Exemplo Real: Felipe e Clara enfrentaram problemas financeiros quando Felipe, que tem TDAH, começou a gastar impulsivamente em compras online. Para lidar com isso, eles decidiram usar um aplicativo de controle financeiro que permitia que Clara também supervisionasse as despesas e ajudasse Felipe a se manter dentro do orçamento.

Dicas Práticas:

- Utilize ferramentas de controle financeiro, como aplicativos de orçamento, para manter as finanças em dia.
- Defina um sistema de recompensas para metas financeiras alcançadas, incentivando o parceiro com TDAH a manter o controle dos gastos.

Pergunta Reflexiva:

- *Como vocês podem melhorar o controle financeiro juntos e reduzir os efeitos da impulsividade nas finanças do casal?*

Capítulo 14: Criando Limites Saudáveis no Relacionamento

14.1 A Necessidade de Limites no Relacionamento com um Parceiro com TDAH

- Em um relacionamento, os limites saudáveis são essenciais para garantir que ambos os parceiros respeitem os desejos, as necessidades e o espaço do outro. Para casais com TDAH, estabelecer limites claros ajuda a prevenir sobrecarga emocional e conflitos repetitivos.
- Neurociência do Autocontrole e Limites: O córtex pré-frontal é responsável por regular o autocontrole e as interações sociais. Em pessoas com TDAH, essa área pode funcionar de maneira menos eficaz, tornando necessário estabelecer limites externos que ajudem a manter o equilíbrio no relacionamento.

Exemplo Real: Lucas, que tem TDAH, costumava interromper sua parceira, Fernanda, durante conversas importantes, o que causava tensão entre eles. Após discutirem o problema com um terapeuta, Fernanda sugeriu que estabelecessem um limite claro: quando ela estivesse falando, ele deveria esperar alguns segundos antes de responder. Isso ajudou Lucas a evitar interrupções e melhorou a comunicação entre eles.

Dicas Práticas:

- Defina limites claros e específicos em áreas como comunicação, finanças e tempo pessoal.
- Use lembretes ou sinalizações visuais para ajudar o parceiro com TDAH a respeitar esses limites.

Pergunta Reflexiva:

- *Quais limites podem ser estabelecidos para melhorar o equilíbrio e a convivência no relacionamento?*

Capítulo 15: O Impacto do Estilo de Vida Saudável no TDAH

15.1 **O Papel da Atividade Física no Controle do TDAH**

- Estudos mostram que o exercício físico regular pode ajudar a reduzir os sintomas do TDAH, como a hiperatividade e a desatenção, ao estimular a produção de dopamina e serotonina no cérebro.
- Neurociência do Exercício: O exercício físico aumenta os níveis de neurotransmissores que regulam o humor e a atenção, ajudando o cérebro a funcionar de maneira mais equilibrada.

Exemplo Real: Daniel e Paula começaram a correr juntos três vezes por semana. Daniel, que tem TDAH, percebeu que seus níveis de concentração aumentaram e que estava mais focado em suas tarefas. Além disso, a atividade física ajudou a aproximá-los emocionalmente, pois ambos passaram a compartilhar um novo hobby.

Dicas Práticas:

- Estabeleça uma rotina de exercícios físicos em casal para melhorar o foco e o humor de ambos.
- Escolha atividades que ambos gostem, como caminhar, andar de bicicleta ou praticar esportes juntos.

Pergunta Reflexiva:

- *Como o exercício físico pode ser incorporado à sua rotina para beneficiar a saúde mental e o relacionamento?*

Capítulo 16: TDAH e Paternidade: Como Lidar com a Criação de Filhos

16.1 Desafios da Paternidade com TDAH

- Para um pai ou mãe com TDAH, a criação dos filhos pode ser particularmente desafiadora devido à dificuldade de manter rotinas estruturadas e de lidar com as demandas emocionais e práticas da paternidade.
- Neurociência da Responsabilidade Parental: O TDAH pode dificultar a execução de tarefas cotidianas relacionadas à criação de filhos, mas com suporte e estratégias adequadas, os pais com TDAH podem se adaptar e fornecer um ambiente estruturado e amoroso.

Exemplo Real: Camila, que tem TDAH, sentia dificuldade em manter as rotinas de seus filhos pequenos, o que frequentemente gerava estresse e confusão na casa. Ela e seu parceiro, Tiago, decidiram organizar um calendário visual para incluir as atividades diárias das crianças, o que ajudou a Camila a seguir a rotina com mais facilidade.

Dicas Práticas:

- Utilize calendários visuais e lembretes para ajudar o parceiro com TDAH a manter a rotina dos filhos organizada.
- Divida responsabilidades de acordo com as habilidades e limites de cada um, permitindo que o parceiro sem TDAH lide com tarefas que exijam mais planejamento.

Pergunta Reflexiva:

- *Como vocês podem adaptar suas rotinas de criação dos filhos para se adequar ao TDAH de um dos parceiros?*

Capítulo 17: A Importância da Terapia de Casal no TDAH

17.1 Quando Procurar Ajuda Terapêutica para o Relacionamento

- A terapia de casal pode ser uma ferramenta poderosa para ajudar a lidar com os desafios do TDAH no relacionamento, especialmente quando a comunicação se torna difícil ou os conflitos são recorrentes.
- Neurociência da Terapia: A terapia de casal ajuda a reconfigurar as interações emocionais e cognitivas, oferecendo ao cérebro novas maneiras de lidar com conflitos e desafios interpessoais.

Exemplo Real: Rafael e Sofia estavam enfrentando dificuldades frequentes devido ao TDAH de Rafael, o que estava gerando tensão no relacionamento. Eles decidiram buscar a ajuda de um terapeuta de casal, que os ajudou a entender melhor suas emoções e a desenvolver novas estratégias de comunicação.

Dicas Práticas:

- Procure um terapeuta especializado em TDAH para ajudar a mediar conflitos e melhorar a comunicação no relacionamento.
- Participe de sessões de terapia de casal para aprender ferramentas práticas de convivência e autorregulação emocional.

Pergunta Reflexiva:

- *Como a terapia de casal poderia beneficiar o seu relacionamento e ajudá-los a enfrentar os desafios do TDAH?*

Capítulo 18: Transformando o TDAH em Oportunidade de Crescimento no Relacionamento

18.1 Enxergando o TDAH como uma Jornada de Aprendizado

- Embora o TDAH traga desafios, ele também pode ser uma oportunidade de crescimento e aprendizado para ambos os parceiros. Superar esses desafios juntos fortalece a confiança e a conexão emocional.
- Neurociência da Resiliência: O cérebro humano é capaz de se adaptar e desenvolver novas conexões neurais por meio de desafios. Casais que enfrentam obstáculos como o TDAH podem desenvolver maior resiliência emocional e fortalecer seu vínculo.

Exemplo Real: Juliana e Lucas passaram por muitos conflitos devido ao TDAH de Lucas, mas, ao trabalhar juntos, aprenderam a transformar suas dificuldades em oportunidades de crescimento. Hoje, eles se sentem mais conectados e preparados para enfrentar qualquer desafio que apareça.

Dicas Práticas:

- Veja os desafios do TDAH como oportunidades para aprender mais sobre o outro e sobre si mesmo.
- Encorajem-se mutuamente a crescer e a melhorar suas habilidades de convivência e comunicação.

Pergunta Reflexiva:

- *Quais aspectos do TDAH no seu relacionamento já trouxeram lições importantes para o casal?*

Capítulo 19: A Rede de Apoio: Como Amigos e Família Podem Ajudar

19.1 A Importância de Uma Rede de Apoio Sólida

- Amigos e familiares podem desempenhar um papel essencial ao fornecer apoio emocional e prático para casais que convivem com o TDAH. Ter pessoas de confiança por perto ajuda a reduzir a sobrecarga emocional e a promover um ambiente de compreensão.
- Neurociência do Suporte Social: O apoio social libera oxitocina, o "hormônio do vínculo", que ajuda a reduzir o estresse e a melhorar o bem-estar emocional.

Exemplo Real: Clara e João, um casal que lida com o TDAH, encontraram na família de João uma fonte importante de apoio emocional. Nos momentos em que Clara se sente sobrecarregada, ela pode contar com a ajuda da sogra para cuidar das crianças, o que alivia o estresse e dá espaço para que o casal se reconecte.

Dicas Práticas:

- Crie uma rede de apoio, incluindo amigos e familiares de confiança, para ajudar a compartilhar as responsabilidades e fornecer suporte emocional.

- Não hesite em pedir ajuda quando necessário, evitando que um dos parceiros se sinta sobrecarregado.

Pergunta Reflexiva:

- *Quem na sua rede de apoio pode oferecer suporte prático ou emocional para ajudar a melhorar sua convivência diária?*

Capítulo 20: Conclusão: Caminhando Juntos e Crescendo como Casal

- Ao longo deste livro, exploramos as múltiplas facetas de viver com um parceiro que tem TDAH e como o entendimento, a paciência e as ferramentas certas podem transformar um relacionamento. Mais do que superar desafios, o casal pode aprender e crescer juntos, fortalecendo o vínculo e criando uma parceria ainda mais resiliente.
- Neurociência do Amor e do Crescimento: A ciência mostra que casais que enfrentam

desafios juntos tendem a desenvolver uma conexão mais forte e duradoura, à medida que o cérebro reforça as emoções positivas associadas à superação de obstáculos.

Caminho para o Crescimento Mútuo

O caminho adiante envolve o crescimento conjunto. Ao focar em melhorias constantes e em celebrar cada pequena vitória, o casal pode continuar fortalecendo seu relacionamento e criando uma base sólida de amor e respeito. O TDAH pode ser desafiador, mas com as ferramentas certas e o apoio mútuo, é possível construir uma vida conjugal rica, satisfatória e cheia de carinho.

Conclusão Geral

Este livro ofereceu uma jornada profunda para entender como o TDAH afeta os relacionamentos e como casais podem superar esses desafios juntos.

Desde o impacto da neurociência até as práticas diárias para manter a harmonia, os casais que enfrentam o TDAH têm a oportunidade de construir uma relação mais forte e cheia de compreensão.

Lembre-se de que cada relacionamento é único, e encontrar o equilíbrio requer tentativa e erro. O importante é manter o diálogo aberto, a empatia presente e o compromisso de continuar crescendo juntos. Com paciência, amor e as ferramentas certas, qualquer casal pode aprender a lidar com o TDAH e prosperar.

Referências Bibliográficas

1. Barkley, R. A. (2010). *Taking Charge of Adult ADHD*. The Guilford Press.
   Um dos principais especialistas no campo do TDAH, Russell Barkley oferece uma abordagem prática para gerenciar o TDAH na vida adulta. Este livro explora como o TDAH afeta a vida de adultos e fornece estratégias eficazes para lidar com o transtorno.
2. Hallowell, E. M., & Ratey, J. J. (2011). *Driven to Distraction: Recognizing and Coping with Attention Deficit Disorder from Childhood Through Adulthood*. Anchor Books.
   Considerado um clássico sobre o TDAH, este livro oferece uma visão clara dos sintomas e efeitos do TDAH em todas as fases da vida, com dicas práticas sobre como gerenciar o transtorno no dia a dia.
3. Brown, T. E. (2013). *A New Understanding of ADHD in Children and Adults: Executive Function Impairments*. Routledge.
   Este livro oferece uma visão abrangente de como o TDAH afeta as funções executivas do cérebro, incluindo a capacidade de focar, organizar e regular as emoções.
4. Biederman, J., Faraone, S. V., & Spencer, T. J. (2002). *ADHD in Adults: Looking Back to Look*

Forward. In *Biological Psychiatry*, 52(10), 951–957.
Um artigo científico que explora o impacto do TDAH em adultos, oferecendo insights sobre como o transtorno se manifesta e como pode ser tratado com intervenções medicamentosas e comportamentais.

5. Pereira, A. P. S., Mattos, P., & Louzã Neto, M. R. (2007). *Transtorno de Déficit de Atenção e Hiperatividade em Adultos: Diagnóstico e Tratamento*. In *Revista Brasileira de Psiquiatria*, 29(Suppl 1), S67-S71.
Este artigo aborda o diagnóstico e o tratamento do TDAH em adultos, com foco na realidade brasileira, e destaca a importância de tratamentos multidisciplinares.

6. Mate, G. (2000). *Scattered: How Attention Deficit Disorder Originates and What You Can Do About It*. Plume.
Gabor Maté explora as raízes emocionais e ambientais do TDAH, além de propor formas de tratamento que vão além dos medicamentos.

7. Willcutt, E. G. (2012). *The Prevalence of DSM-IV Attention-Deficit/Hyperactivity Disorder: A Meta-Analytic Review*. In *Neurotherapeutics*, 9(3), 490–499.
Uma análise abrangente que revisa estudos sobre a prevalência do TDAH em adultos e

crianças, oferecendo uma visão detalhada das estatísticas e impacto global do transtorno.

8. Davidson, R. J., & Begley, S. (2012). *The Emotional Life of Your Brain: How Its Unique Patterns Affect the Way You Think, Feel, and Live—and How You Can Change Them*. Plume. Este livro explora como as emoções estão ligadas à neurociência e oferece uma visão sobre como práticas de mindfulness e mudanças cognitivas podem ajudar no controle de emoções associadas ao TDAH.

9. Tuckman, A. (2009). *More Attention, Less Deficit: Success Strategies for Adults with ADHD*. Specialty Press/A.D.D. Warehouse. O autor oferece conselhos práticos para adultos com TDAH, abordando como melhorar a produtividade, gerenciar o tempo e viver de forma mais organizada.

10. Organização Mundial da Saúde (OMS). (2018). *Classificação Estatística Internacional de Doenças e Problemas Relacionados à Saúde (CID-11)*. A CID-11 da OMS inclui diretrizes e classificações sobre o TDAH, ajudando a padronizar o diagnóstico e tratamento do transtorno no contexto médico internacional.

11. American Psychiatric Association. (2013). *Diagnostic and Statistical Manual of Mental*

Disorders (DSM-5). American Psychiatric Publishing.
O DSM-5 é a principal referência para o diagnóstico de transtornos mentais, incluindo o TDAH. Ele define os critérios para o diagnóstico e serve de base para muitos tratamentos.

12.	Neurodiversity Foundation. (2020). *ADHD in Adults: A Practical Guide for Navigating Everyday Life*. Neurodiversity Press.
Um guia prático que oferece estratégias para adultos com TDAH lidarem com os desafios cotidianos, incluindo trabalho, relacionamentos e saúde mental.

13.	TDAH e Neurociência: Um Olhar Profundo sobre o Cérebro Adulto. In *ScienceDirect*.
Diversos artigos e estudos sobre como o TDAH afeta o cérebro em adultos estão disponíveis na plataforma *ScienceDirect*, abordando temas como a neuroplasticidade e o impacto do TDAH nas funções executivas.

Sobre o Autor

Carlos Alberto é psicanalista associado à ATH, com ampla formação em abordagens terapêuticas voltadas para a compreensão e manejo do comportamento humano. Possui extensões em Terapia Comportamental pelo Instituto Saber Consciente e especialização em Comunicação Não Violenta pela PUCRS. Além disso, seu interesse por compreender o funcionamento do cérebro o levou a estudar Neurociência também pela PUCRS, aprofundando sua visão sobre os desafios cognitivos e comportamentais, como o TDAH.

Carlos Alberto é dedicado a apoiar casais e indivíduos a melhorarem suas vidas e relacionamentos por meio de uma abordagem terapêutica e prática, combinando seus conhecimentos em psicoterapia e neurociência para oferecer orientações eficazes e embasadas.

Para informações, convites para palestras e eventos, consultas:

E-mail: psicanalista.tcc@gmail.com